DES

MALADIES CONTAGIEUSES

PARIS. — IMPRIMERIE ÉDOUARD BLOT, RUE SAINT-LOUIS, 46.

MALADIES CONTAGIEUSES

TRAITEMENT DES

MALADIES VÉNÉRIENNES

DE L'HOMME ET DE LA FEMME

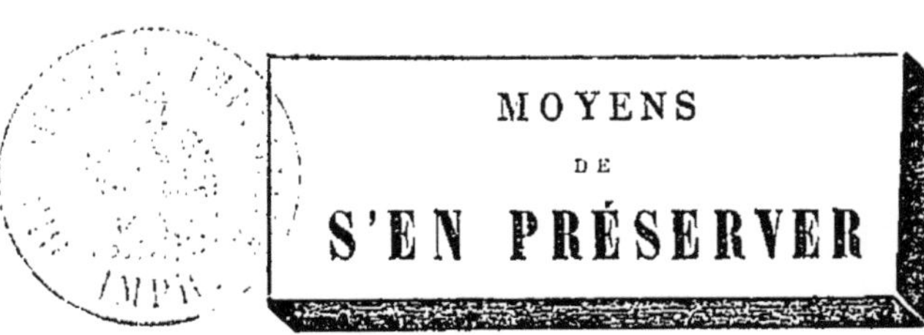

SUIVI D'UN TRAITÉ

DES MALADIES DE LA PEAU

PAR

LE DOCTEUR F. PIRON

DEUXIÈME ÉDITION REVUE ET AUGMENTÉE

PARIS

CHEZ L'AUTEUR | DURANDIN, LIBRAIRE
10, RUE DE L'ÉPERON | GALERIE VIVIENNE, 46

1862

INTRODUCTION

Nous espérons qu'on ne trouvera pas sans quelque utilité la publication de ce *Nouveau Guide des maladies vénériennes*, mis à la portée de toutes les intelligences par l'absence de détails trop scientifiques.

On appelle *maladies vénériennes*, *maladies secrètes*, *vérole*, ou *syphilis*, certains accidents, contagieux surtout à leur première période, et plus tard héréditaires, qui se produisent généralement à la suite des rapports sexuels.

On a parlé jusqu'ici de cette maladie avec une sorte de mystère; c'est tout au plus si, quand une personne en est atteinte, elle ose se présenter au médecin pour réclamer ses soins; elle attendra pour le faire que des accidents sérieux se soient manifestés, c'est-à-dire que l'infection ait eu lieu. Cette hésitation, cette répugnance des malades à recourir sur-le-champ aux conseils du médecin, sont les causes qui perpétuent cette affreuse maladie. Si les personnes infectées n'avaient pas cette espèce de fausse honte, et qu'elles se décidassent, dès l'apparition des premiers symptômes, à recourir à un homme de l'art, il est indubitable pour nous que cette maladie serait bien moins commune, si même, à la longue, elle ne disparaissait complétement.

C'est dans l'espoir de concourir à l'obtention d'un résultat si important que nous publions aujourd'hui ce *Traité pratique des maladies vénériennes.*

Ceci établi, citons un exemple entre mille, de la manière dont la maladie vénérienne peut être contractée, et des conséquences désastreuses qui en sont la suite.

Un jeune homme, parfaitement sain jusque-là, se laisse entraîner dans une de ces maisons de tolérance qui existent en si grand nombre dans nos villes populeuses; il y contracte la maladie vénérienne : il est infecté. Après un traitement plus ou moins long et plus ou moins efficace, il sera réputé guéri, et il le croira. Admettons, si l'on veut, qu'il présente, en effet, toutes les apparences de la guérison la plus complète; au bout de deux, trois, cinq, dix années ou plus, sans que, pendant ce long espace de temps, rien ne soit venu faire douter de l'entière disparition de la maladie, ce jeune homme se marie; mais, au jour si impatiemment attendu, où il croira devenir père, sa femme mettra au monde un enfant mort; le plus souvent même elle accouchera à deux mois, six mois, huit mois, et presque toujours d'un enfant mort; ou si, par hasard, il naît vivant, cet enfant succombera au bout de huit, de quinze jours, d'un mois, de deux mois, de quatre mois au plus; s'il survit, il présentera des engorgements glandulaires, diverses maladies des os, des ulcères, ou des tumeurs blanches; il sera dartreux, scrofuleux ou phthisique; et, s'il se marie à son tour, on doit penser ce que deviendront ses enfants : tel sera l'héritage que l'imprudence d'un seul homme aura légué à plusieurs générations !

Encore, si l'exemple que nous avons cité au début de ces réflexions nous montrait la seule manière connue de contracter cette maladie ! mais, malheureusement, il en existe mille autres. Une femme prend un nourrisson; cet enfant, infecté par sa mère en venant au monde, est atteint d'accidents primitifs ou secondaires sans que ses parents s'en doutent, le père pouvant avoir infecté la mère quelque temps avant l'accouchement, ou la mère avoir été infectée d'autre part. La nourrice, ne se défiant de rien, accepte le nourrisson... Un jour, il survient, sur certaines parties du corps de l'enfant, sur les lèvres ou les paupières par exemple, de petits ulcères qui suppureront sans avoir aucune apparence de gravité, et l'on pensera que c'est *un peu d'irritation survenue à la suite d'un échauffement.* La nourrice, toujours sans défiance, continuant à donner le sein à l'enfant, ce dernier déposera sur les mamelons où se forment si souvent de petites crevasses, du pus qui y séjournera et donnera naissance à un petit chancre : il n'en faut pas davantage pour qu'elle soit infectée. Si elle touche ensuite ses propres enfants, et qu'ils aient quelque éraillure à la surface du corps, elle leur inoculera le virus.

Elle infectera de même son mari; ses enfants, infectés, jouant avec d'autres, leur communiqueront la maladie dont ils sont atteints, et ainsi de suite, de la même manière, sans qu'on puisse prévoir jusqu'où le mal étendra ses ravages.

Hippocrate l'a dit : *Mens sana in corpore sano*, la santé de l'esprit est liée à celle du corps; sans la santé, pas d'homme, dans l'acception physique, physiologique et morale de ce mot; partant, pas de société possible, de société forte, morale et intelligente.

C'est pour remédier autant qu'il est en nous à ces résultats si graves, c'est pour contribuer à donner à la patrie des hommes forts et robustes, et à la société des intelligences saines, que nous avons entrepris ce travail : puisse le succès couronner nos efforts !

Nous savons que l'État fait de grands sacrifices dans ce but; mais ces sacrifices, qui ont une efficacité incontestable pour la guérison du mal une fois produit, sont très-souvent impuissants à le prévenir. On nous dira qu'il existe dans les grandes villes un service médical organisé en vue d'exercer sur la santé des filles publiques une surveillance salutaire... Nous le savons, et nous conviendrons volontiers que c'est déjà quelque chose; mais est-ce bien là tout ce qu'il faudrait? Voyons un peu : outre que ces mesures administratives n'étendent pas leurs bienfaits sur toute la population des petites localités, il est à Paris deux sortes de filles publiques : les premières, qui habitent les maisons dites de tolérance et qui sont visitées tous les huit jours; les secondes, ne subissant d'examen médical que tous les quinze jours : ce sont celles qui ont un domicile personnel. Pourquoi cette différence entre les premières et les secondes? Nous ne le savons pas; mais la chose est ainsi. Il semblerait que les femmes qui sont visitées tous les huit jours pourraient se livrer à l'exercice de leur triste profession, pendant toute une semaine, sans risquer d'infecter les personnes qui ont des rapports avec elles; tandis que les autres, celles qui ne reçoivent la visite du médecin que tous les quinze jours, ne présenteraient pas le même danger. Cette espèce de garantie, qu'une surveillance aussi insuffisante paraît constituer pour les unes et pour les autres, n'est qu'un péril dans la plupart des cas. Qu'un homme, en effet, se présente à l'une d'elles, et lui demande si elle n'est pas malade : ses soupçons s'évanouiront souvent à la pensée du contrôle auquel elle est soumise.

Il suffit d'une heure écoulée depuis le moment où une femme, jusque-là saine, a eu des rapports avec un homme qui ne l'est pas, pour que cette femme communique la maladie à un homme sain qui la voit immédiatement après le premier. On peut donc être infecté par une femme qui a été visitée une heure auparavant. Voilà ce qui prouve, selon nous, que ces visites sont beaucoup trop éloignées pour être efficaces. De plus, les filles publiques ne sont pas les seules femmes qui transmettent cette maladie : combien n'en est-il pas qui, se livrant à ce commerce clandestinement, font autant de victimes que les précédentes, sur lesquelles la police a l'œil ouvert !

C'est donc à la société elle-même à se mettre en garde contre ce danger ; et nous ne connaissons rien de plus propre à amener ce résultat qu'un bon enseignement hygiénique et la propagation des moyens préservatifs les plus simples et les plus prompts à employer. Mais, avant d'exposer la partie de l'hygiène qui a trait à cette maladie, nous allons tâcher de dire ce qu'est cette dernière, et quels sont les caractères différentiels qui la distinguent d'une autre affection avec laquelle un grand nombre de médecins la confondent encore aujourd'hui. Cette distinction nous fournira une première occasion de montrer au lecteur que nous sommes de l'école nouvelle en syphilographie, ce dont il se convaincra du reste aisément en parcourant les divers passages de ce livre.

DES

MALADIES CONTAGIEUSES

DE L'HOMME ET DE LA FEMME

CHAPITRE PREMIER

DE LA BLENNORRHAGIE VIRULENTE

La blennorrhagie virulente, confondue à tort avec la vérole ou syphilis, en est essentiellement distincte.

On entend par blennorrhagie virulente une inflammation localisée dans les organes génitaux, et symptomatique d'un chancre.

Le *chancre vénérien* est une ulcération qui secrète du pus virulent. Ce dernier diffère du pus ordinaire en ce qu'il provient toujours d'un chancre, et en ce qu'étant inoculé il fait naître une ulcération de nature identique à celle qui l'a produit. Le chancre et le liquide qu'il secrète sont dits *virulents,* parce qu'on suppose, contenu dans ce dernier, un principe morbifique qu'on nomme *virus* et qui, seul, a le pouvoir de communiquer la maladie.

Le chancre et la blennorrhagie virulente constituent les accidents dits *primitifs,* dont le caractère est d'être local et de ne porter aucune atteinte à l'ensemble de l'économie.

A ces accidents peuvent en succéder d'autres qu'on appelle *secondaires*. A cette seconde période, dite *d'infection*, l'économie entière paraît envahie par la maladie, qu'on désigne alors sous le nom de syphilis ou *vérole constitutionnelle*.

On appelle *tertiaires* une troisième série d'accidents beaucoup plus tardifs, et s'attaquant plus particulièrement au système osseux.

C'est l'ensemble de ces trois groupes de phénomènes morbides qui constitue la syphilis ou vérole constitutionnelle, quand cette maladie suit son complet développement. Toutefois, il suffit, comme nous venons de le dire, que les accidents secondaires se soient manifestés, pour que ce nom leur soit appliqué; mais il n'en est plus de même pour les accidents primitifs, qui diffèrent profondément des autres par leur nature locale, accidents pour lesquels on a réservé les noms de chancre primitif et de blennorrhagie virulente, et qu'on a coutume de désigner aussi, collectivement, par le mot *vérole*.

Pour bien faire comprendre la différence qui sépare ces phénomènes morbides primitifs, qu'on appelle purement et simplement *vérole*, de ceux qui viennent ultérieurement caractériser la *vérole constitutionnelle*, nous rappellerons ce qui se passe dans l'hydophobie : soit une morsure faite par un chien enragé, cette plaie ne constitue pas l'hydrophobie; ce n'est qu'une plaie virulente qui, si on ne la cautérise pas à temps, fera naître plus tard la rage. De même, la blennorrhagie virulente et le chancre primitif ne sont pas la vérole, mais ils pourront produire cette dernière, si on ne cautérise pas assez promptement la surface du chancre, plaie infectante, sorte de foyer d'où le virus va étendre ses ravages sur l'économie entière. Ce n'est donc qu'à l'infection constitutionnelle que le nom de vérole doit être rapporté, et non au chancre qui l'a produite, ainsi qu'on le fait à tort.

Nous rappellerons néanmoins que pour les auteurs modernes le mot *vérole* s'applique au chancre et à la blennorrhagie virulente, tandis que les mots *vérole constitutionnelle* désignent l'infection générale ultérieure de toute l'économie.

La blennhorragie virulente est donc un écoulement de mucopus (mélange de pus et de mucus) sécrété par les membranes muqueuses qui tapissent la surface interne des organes génitaux de l'homme et de la femme, alors que ces membranes sont le siége d'une irritation inflammatoire spéciale.

Caractères différentiels de la blennorrhagie virulente et de la blennorrhagie simple (ou chaudepisse).

La blennorrhagie virulente, toujours symptomatique du chancre virulent, est un écoulement entretenu par un chancre qui sécrète du pus virulent; c'est-à-dire du pus possédant des propriétés infectantes. La blennorhagie simple (chaudepisse) n'est qu'une inflammation simple plus ou moins intense, non virulente, produisant un pus dépourvu des propriétés infectantes dont nous venons de parler.

Dans la blennorrhagie simple, on observe également le chancre; mais, au lieu d'être, comme dans la blennorrhagie virulente, le point de départ des principaux symptômes et la lésion fondamentale, il ne survient ici que consécutivement à l'inflammation de la muqueuse urétrale, quand cette dernière est assez intense pour produire une ou plusieurs ulcérations. Ce chancre est dit *non virulent*, et ne se montre que quand la phlegmasie a eu déjà plusieurs jours de durée.

La blennorrhagie virulente est très-contagieuse : toutes les parties du corps sans exception, pour peu qu'elles se trouvent dépouillées de leur épiderme, et même les orifices béants des follicules mis en contact avec le pus virulent, deviennent le siége d'accidents de même nature. Le pus fourni par une blennorrhagie simple ne communique la maladie que s'il est appliqué sur les membranes muqueuses de l'urètre, du gland, du prépuce, du vagin, de l'utérus, de la bouche, des yeux ou des fosses nasales.

Le pus du chancre et le mucopus de la blennorrhagie virulente s'inoculent très-facilement sur tout le corps, partout où il y a de la vie, et produisent toujours un chancre de nature identique à celui qui leur a donné naissance, et pouvant devenir le foyer éventuel d'une infection nouvelle. Le mucopus de la blennorrhagie simple n'est pas inoculable, dans le sens rigoureux du mot, c'est-à-dire qu'il ne donne pas naissance à une maladie semblable, ni sur la peau, ni sur les muqueuses, selon la volonté de l'expérimentateur, et suivant celle de ces membranes sur laquelle il aura été déposé; toutefois, dans un certain nombre de cas, il déterminera une blennorrhagie simple, comme tout corps irritant est susceptible de le faire; mais il ne peut déterminer une blennorrhagie virulente, infectante, quoi qu'en disent certains auteurs.

Cette blennorrhagie, quoique passée à l'état chronique, n'est pas transmissible par hérédité.

Résumé des caractères différentiels. — La blennorrhagie simple n'est qu'une affection purement inflammatoire; elle peut devenir très-grave par suite des complications qui viennent s'y joindre, et qui réclament des opérations chirurgicales quelquefois dangereuses; mais la maladie reste toujours locale, et le malade une fois guéri n'est pas exposé à une infection générale consécutive.

La blennorrhagie virulente, nous l'avons déjà dit, a pour caractère essentiel la présence d'un chancre sécrétant un pus d'une nature toute particulière qui contient le virus syphilitique, c'est-à-dire (qu'on nous permette ici cette expression *huntérienne*), le poison, sur lequel il faut porter toute son attention, car c'est lui qui est l'ennemi que l'art doit combattre.

Si nous avons eu le bonheur de nous faire comprendre, nous ferons ici une réflexion : que dire de cette pratique qui laisse durer une blennorrhagie simple pendant plusieurs mois en administrant des médicaments souvent dangereux ou inefficaces, laissant traîner la maladie en longueur sous le prétexte de *ne pas renfermer le loup dans la bergerie?* Lorsqu'on a un fort coryza (rhume de cerveau, une bronchite (rhume ordinaire), une ophthalmie purulente, etc., est-ce que l'on craint de renfermer le loup dans la bergerie en traitant immédiatement et efficacement ces affections? Ne cherchez-vous pas tous les moyens de les guérir le plus promptement possible? Puisque la blennorrhagie simple n'est qu'une inflammation plus ou moins intense de la membrane muqueuse des parties génitales, n'importe la cause qui l'a produite! si on convient que cette blennorrhagie n'infecte pas, où donc est l'ennemi que l'on craint de renfermer dans la place? D'un autre côté, si on croit que la blennorrhagie simple est infectante, à quoi sert de la laisser se prolonger pendant plusieurs mois? C'est le vrai moyen de laisser infecter le malade. Le bon sens veut, lorsqu'on a affaire à une maladie dangereuse, qu'on la guérisse le plus tôt possible, de crainte qu'elle n'altère toute l'économie, surtout si elle a un caractère *infectieux*.

La méthode la plus sûre, quand on a à combattre une blennorrhagie, qu'elle soit simple ou virulente, c'est de la guérir aussi promptement que faire se pourra, par les moyens que nous indiquerons plus loin.

CHAPITRE II

DE LA BLENNORRHAGIE SIMPLE OU CHAUDEPISSE EN GÉNÉRAL

C'est une inflammation de la membrane muqueuse des organes génitaux de l'homme et de la femme, avec écoulement de pus, de mucus et de mucopus, sécrétés par cette membrane. Cette maladie pourrait s'appeler *mucite*, parce qu'elle siége sur des membranes muqueuses; mais, puisque les noms de blennorrhagie et de chaudepisse sont vulgairement employés, nous les conserverons, pour éviter toute confusion.

Cette affection change de nom selon le lieu qu'elle occupe : dans l'urètre, elle prend le nom de *blennorrhagie urétrale;* si elle est située entre le gland et la peau qui le recouvre, on l'appelle *balanite*, *balano-posthite* ou *chaudepisse bâtarde*. Chez la femme, si elle a son siége dans le col de l'utérus, elle se nomme *blennorrhagie utérine;* dans le vagin, c'est la *vaginite;* si elle est bornée aux grandes lèvres, c'est-à-dire à l'entrée du vagin, elle est désignée sous le nom de *vulvite;* si elle pénètre dans l'urètre, elle porte, comme chez l'homme, le nom de *blennorrhagie urétrale*.

Symptômes et marche de la blennorrhagie simple ou chaudepisse.

La blennorrhagie simple apparaît ordinairement du troisième au huitième jour, après l'acte qui en est la cause; cependant on a observé des écoulements qui sont survenus au bout de vingt-quatre ou de quarante-huit heures seulement.

Il semble que, chez quelques personnes, dans les premières vingt-quatre heures qui suivent un rapport suspect, une influence fâcheuse soit exercée sur le moral. Ces personnes sont en proie à une inquiétude plus ou moins vive, portée quelquefois assez loin pour qu'elles croient ressentir, du côté des organes génitaux, quelque chose qui n'est pas normal, et même éprouver réellement le besoin de rendre les urines plus fréquemment que d'habitude. Si elles ont contracté la maladie, les parties génitales deviennent le siége d'une légère démangeaison qui est plutôt agréable que douloureuse; mais, bientôt, cette démangeaison se change en douleurs sourdes, qui se font sentir, chez l'homme, vers le gland et la partie antérieure de l'urètre. L'extrémité de ce canal rougit, sans se tuméfier d'abord d'une manière notable; vient ensuite un gonflement, qui entraîne un certain rétrécissement du méat, une coloration rouge-cerise du gland, de la chaleur et de la pesanteur dans ce dernier, enfin des douleurs en urinant. Il survient des érections fréquentes et douloureuses, et les douleurs deviennent tellement vives, qu'il semble au malade qu'il urine des épingles ou des lames de rasoir. Une sécrétion abondante de liquide a lieu dans l'urètre : ce liquide est d'abord clair et limpide. Bientôt la difficulté d'uriner augmente, ainsi que la douleur, au point que le malade redoute vivement l'acte de la miction. Cette difficulté tient à ce que les parois du canal sont collées ensemble par du mucopus, c'est-à-dire par la matière de l'écoulement, qui, de claire qu'elle était, est devenue très-épaisse. Si, surmontant sa souffrance, le malade urine, le jet est contourné en spirale, ou brisé en pomme d'arrosoir. La phlegmasie continuant de marcher, le pus devient plus ou moins sanieux; la douleur se fait sentir tout le long du dos de la verge; les ganglions lymphatiques des aines deviennent douloureux; toute la membrane muqueuse du canal est envahie d'avant en arrière par l'inflammation; elle s'épaissit, et diminue d'autant le diamètre du canal, qui devient dur et tendu; l'écoulement augmente d'abondance, en même temps que les douleurs d'intensité, et une rétention d'urine plus ou moins complète se joint à ces divers accidents. C'est quand les symptômes ont acquis ce degré de gravité que la maladie prend le nom de *chaudepisse cordée*, parce que le canal est alors comme une corde tendue au-dessous de la verge. Les douleurs, fort vives dans ce cas, se font sentir surtout la nuit et coïncident avec une difficulté extrême dans l'émission des urines, avec des rétentions nocturnes qui tourmentent horriblement les malades, avec un engorgement très-marqué des ganglions inguinaux, de la pesanteur dans les bourses, et un ténesme plus ou moins considérable au col de la vessie, c'est-à-dire un sentiment douloureux de constriction dans cette région, uni à de la tension et à des envies d'uriner presque continuelles et le plus souvent inutiles. Le patient souffre alors tellement, qu'il est dans l'impossibilité de s'asseoir et que la marche, très-difficile aussi, aurait de graves inconvénients. Des tiraillements douloureux se font alors sentir jusque dans les lombes; il s'y joint des pertes séminales, surtout en allant à la garde-robe, et enfin il peut venir un moment où, le malade ayant, par crainte des souffrances, laissé s'accumuler dans la vessie une trop grande quantité d'urine, cet organe s'en débarrasse par régurgitation, ce qui constitue une des formes de l'*incontinence*.

Tous les symptômes dont nous venons de parler se manifestent du troisième au huitième jour qui suit l'acte vénérien. C'est à la fin de cette première phase de la maladie qu'il se forme souvent dans l'urètre des ulcérations simples, qu'il ne faut pas confondre avec des chancres virulents.

M. Ricord divise les phénomènes morbides dont la description précède, en trois périodes :

1re période : *erythémateuse* (rougeur de la muqueuse, correspondant à celle de la peau dans l'érythème).

2e période : *érysipélateuse* (correspondant à l'inflammation superficielle de la peau).

3e période : *phlegmoneuse* (inflammation plus profonde des tissus constitutifs de l'urètre).

C'est à cette dernière période que se montrent les ulcères dont nous venons de parler. On peut donc les prendre pour des chancres virulents si le malade vient trop tard consulter; mais seulement alors, car, dans la première période, il est difficile au médecin de se tromper, toute ulcération urétrale, suivie d'un écoulement puriforme, étant, au voisinage du début, un chancre virulent.

Les chancres produits par la blennorrhagie simple sont ordinairement déchiquetés sur leurs bords, et semblables à de très-petits vésicatoires, tandis que les chancres virulents sont régulièrement arrondis, comme s'ils étaient faits par un emporte-pièce. Cependant, il ne faut pas se fier outre mesure à cette forme ronde, que l'ulcération conservera, si elle est en entier située sur un plan de tissus homogènes, tels que la peau et la plus grande partie de la surface muqueuse du gland ou du prépuce; mais qu'elle échangera contre une forme irrégulière, si elle occupe des surfaces fortement courbes, telles que la couronne du gland ou le bord du prépuce.

Cette maladie se montre en général avec toute l'intensité ci-dessus décrite; mais aussi elle débute quelquefois presque sans douleur, ce qui arrive quand l'inflammation n'occupe qu'une très-petite partie de l'étendue du canal, ou que le malade en a été déjà atteint plusieurs fois. En effet, plus on a eu la blennorrhagie, plus on est disposé à l'avoir de nouveau; mais, plus cette affection se répète, plus elle perd de son acuité première.

Quand l'inflammation urétrale est très-intense, le pus est généralement plus épais, et a une couleur verdâtre plus prononcée. Toutefois, la couleur du pus ne suffit pas pour faire connaître la nature de la blennorrhagie : le seul moyen de s'assurer si le pus est ou non virulent, c'est de visiter les parties malades, pour savoir s'il y existe un chancre.

Ce qui précède s'applique à la blennorrhagie chez l'homme. Quand cette même affection se présentera chez la femme, il faudra pratiquer l'examen avec le spéculum. Si, après une inspection bien attentive, on n'a pas trouvé de chancre, il y a tout lieu de croire que le pus ne possède pas de propriétés infectantes. Si on avait du doute sur les résultats de l'investigation, ou si on y était contraint dans un cas de médecine légale, il faudrait inoculer le pus sur la malade elle-même, et, si l'inoculation réussissait, on aurait la certitude qu'on n'aurait pas pu découvrir un chancre existant cependant bien réellement; car, sans sa présence, l'inoculation n'eût pas été suivie d'effet. Ce mode d'investigation que nous appelons avec tous les auteurs *inoculation*, s'applique du reste également à l'homme.

Lorsque la blennorrhagie est passée à l'état chronique, et que la matière de l'écoulement est devenue purement muqueuse, qu'il n'y a plus, en un mot, que ce que nous nous nommerons, un peu plus loin, la *goutte militaire*, la maladie ne se transmet plus par les rapports sexuels.

Période de déclin. — Quand la blennorrhagie arrive à cette période, les douleurs deviennent moins vives et l'écoulement moins abondant; les érections continuent, mais s'accompagnent de moindres souffrances; le pus perd de sa consistance, et le passage de l'urine dans le canal est bien mieux supporté par le malade. La blennorrhagie a alors une grande tendance à passer à l'état chronique, ce qui est habituellement annoncé par une forte démangeaison qui se fait sentir dans le canal. C'est à partir de cette époque que l'écoulement prend le nom de *blennorrhée* ou *goutte militaire*.

La maladie qui nous occupe est très-sujette à récidiver. Les causes principales de ces récidives sont : les pollutions nocturnes, puisque deux ou trois jours après une pollution on voit reparaître l'écoulement qui avait cessé; la masturbation amène très-souvent aussi ce fâcheux effet; viennent ensuite les écarts de régime : l'usage de la bière, du cidre, des asperges, etc.

§ II

Diagnostic différentiel de la blennorrhagie symptomatique du chancre virulent et de la blennorrhagie simple. — Siége de présomption du chancre dans l'urètre.

La blennorrhagie symptomatique du chancre occupe l'urètre, et principalement les portions de ce canal qui correspondent au gland, et, un peu en arrière de ce renflement, à ce qu'on appelle la fosse naviculaire. C'est dans cette région qu'apparaissent d'abord le chancre et l'écoulement qui en est la conséquence. Cet écoulement est peu abondant, vu la petite étendue de la surface qui le secrète; tandis que, dans la blennorrhagie simple, qui occupe toute l'étendue du canal, l'écoulement est nécessairement plus considérable.

La blennorrhagie simple et la blennorrhagie virulente peuvent se rencontrer à la fois chez le même malade. La présence de l'une n'empêchera pas de contracter l'autre; bien plus, on peut les contracter toutes les deux à la fois et par suite d'un seul rapport suspect. Toutefois, la blennorrhagie simple ayant la propriété de s'étendre à toute la muqueuse urétrale, nous devons noter qu'elle produira à elle seule un écoulement aussi abondant que quand la blennorrhagie virulente sera venue s'y joindre.

Dans la blennorrhagie virulente les douleurs sont moins fortes que dans la blennorrhagie simple. Si on presse sur le canal, d'arrière en avant, on voit sortir du méat urinaire une quantité plus ou moins considérable de pus sanguinolent. L'engorgement des ganglions lymphatiques du voisinage, et particulièrement des aines, est à peu près indolent.

Dans la blennorrhagie simple, au contraire, cet engorgement ganglionnaire est très-douloureux, et se termine souvent par suppuration; mais le pus n'est pas inoculable, tandis que celui qui provient de la fonte purulente des ganglions engorgés par suite de la présence d'un chancre, est contagieux et inoculable au plus haut degré.

§ III

Durée de la blennorrhagie simple.

La blennorrhagie simple peut durer six, huit, quinze jours, un ou plusieurs mois, et même des années entières. On sait quand elle commence, mais il est à peu près impossible de prévoir au juste le moment de sa terminaison. Un traitement mal dirigé peut en prolonger de beaucoup la durée. On la voit très-souvent disparaître pour un certain temps, et reparaître ensuite à l'occasion d'un excès ou sans qu'on puisse en saisir la cause; on appelle ces blennorrhagies : *chaudepisses à répétition*.

On estime que, sur cent blennorrhagies, il en est quatre-vingt-dix-neuf de non virulentes, et une seulement qui soit de nature virulente. Mais ce rapport qu'on a cherché à établir, au point de vue de la fréquence, entre ces deux espèces de blennorrhagie, ne peut être qu'approximatif.

§ IV

Pronostic.

La blennorrhagie simple n'est pas grave en elle-même, mais elle l'est souvent par ses conséquences. On a vu, dans des cas où l'urétrite traînait en longueur, et où l'écoulement ne tarissait pas, les malades devenir moroses, hypocondriaques, et même être pris de la monomanie du suicide, et ne plus oser se marier, tant était grande la crainte qu'ils éprouvaient d'infecter leur femme et leurs enfants. Pourtant, nous le répétons, ces malades n'ont rien à redouter, du moment où ils ne sont pas atteints d'une vérole constitutionnelle.

A la suite d'une blennorrhagie intense, de ce que nous avons appelé *chaudepisse cordée,* il arrive fréquemment qu'une érection violente, ou que le malade lui-même rompe la corde, qui n'est autre chose que l'urètre fortement enflammé; cette déchirure devient, en se guérissant, le siége d'un travail de cicatrisation qui indure et resserre les tissus tout autour du canal, et le canal lui-même, de manière à l'oblitérer quelquefois assez complétement pour qu'il faille évacuer les urines au moyen d'une sonde.

L'*engorgement* et l'*induration de la prostate*, glande qui, placée à la racine de la verge, entoure l'urètre à la manière d'un anneau, peuvent aussi produire le même effet, et amener une rétention d'urine par suite de la compression du canal.

L'engorgement des testicules et de leurs annexes peut accompagner la blennorrhagie et être une cause d'impuissance.

L'*hydrocèle* (épanchement de la sérosité du sang dans les bourses), qui réclame une petite opération si connue maintenant; des rhumatismes articulaires; des ophthalmies contractées directement ou indirectement, constituent d'autres complications. Cette inflammation des globes oculaires est très-grave, puisqu'elle peut les faire s'ulcérer en vingt-quatre ou quarante-huit heures, et entraîner en aussi peu de temps la perte complète de la vue.

Des inflammations rebelles de la vessie, des bubons, dont les cicatrices indélébiles sont une source d'ennuis fort cuisants, etc., viennent ensuite grossir le cortége des accidents que la blennorrhagie simple peut entraîner à sa suite.

§ V

Causes.

Les causes de la blennorrhagie sont tout ce qui peut irriter les membranes muqueuses. Il n'y en a pas qui soient spéciales à la blennorrhagie, pas plus qu'il n'y a de causes particulières pour la bronchite, la pleurésie, la pneumonie, la péricardite, le rhumatisme, etc...

Causes déterminantes. Il faut bien savoir que ce sont les rapports sexuels qui déterminent le plus ordinairement la blennorrhagie, parce que c'est dans cet acte, plus ou moins fréquent et prolongé, que la membrane muqueuse des organes génitaux s'irrite le plus aisément. Les rapports sexuels entraînent cette fâcheuse conséquence chez une personne saine qui s'expose au contact d'une autre déjà atteinte de blennorrhagie.

La *masturbation* peut produire le même effet [1].

1. La blennorrhagie simple, le phimosis, le paraphimosis et la balanite, en un mot les divers accidents locaux produits par l'onanisme, quelque gravité qu'ils acquièrent souvent, ne sont rien encore à côté des troubles déplorables que cette mauvaise habitude peut amener dans l'économie entière. Les personnes qui y sont sujettes subissent à la fois, dans leurs forces physiques et dans leurs facultés intellectuelles, une dépression énorme, qui se traduit par des signes extérieurs caractéristiques. D'une part, l'embonpoint diminue, le visage prend une teinte d'un blanc mat, les yeux s'entourent d'un cercle noir, le regard devient languissant et sans

Il y a peu de femmes, à Paris, qui ne soient atteintes d'un écoulement plus ou moins abondant et irritant, qu'on nomme *flueurs blanches*, écoulement qui survient le plus souvent sans être amené ni par l'onanisme, ni par des rapports avec un homme atteint lui-même de blennorrhagie. Ces femmes, dans cette condition, peuvent donner la chaudepisse à un homme parfaitement sain auparavant.

L'équitation, la gravelle, la présence de calculs dans la vessie chez les deux sexes, ou dans l'urètre chez l'homme, le coït à l'époque des règles sont d'autres causes dont la dernière n'est nuisible qu'à l'homme ; des injections irritantes, le froid humide, surtout aux pieds et chez les

expression, les forces sont abattues, la marche pénible et le travail difficile ; d'autre part, la mémoire se perd, ainsi que les autres aptitudes intellectuelles, le caractère s'assombrit, le malade (car il mérite dès lors ce nom) est plongé dans une apathie profonde et dans une indifférence presque absolue pour tout ce qui se passe autour de lui. Les accidents augmentant, les digestions sont d'abord précipitées par un besoin excessif de réparation, mais ensuite, elles se font très-péniblement. Il survient de la gastralgie et des douleurs intestinales et lombaires, fréquemment compliquées de diarrhée. Les individus affaiblis se courbent en avant. Du côté du cerveau, ils ne tardent pas à éprouver des étourdissements, des éblouissements, des attaques épileptiformes, et même, s'ils ne se corrigent pas, à tomber dans l'idiotisme. Les os de la colonne vertébrale peuvent alors s'altérer profondément, et la phthisie pulmonaire se déclarer, etc.

Ce tableau qui, pour être sombre, n'en est pas moins vrai, d'autres l'ont fait avant nous... Mais nous croyons que toutes les occasions d'en représenter les traits salutaires aux yeux du lecteur, et principalement de la jeunesse, doivent être saisies par l'écrivain.

Quant à l'excès dans les rapports sexuels, il détermine rarement de pareils désordres ; toutefois il est bon de ne pas en abuser.

femmes qui sortent par un temps humide avec des chaussures très-minces et sans caleçons ni pantalons, amènent aussi très-souvent la maladie qui nous occupe.

Une cause très-fréquente chez les enfants (et nous ne saurions trop attirer l'attention des parents sur ce point), c'est la présence des vers ascarides dans la portion extérieure de l'appareil génital. Cela a lieu principalement chez les petites filles, qui y sont plus sujettes que les petits garçons ,à cause de la conformation des parties chez elles. Ces petits vers, qui se logent dans le rectum au voisinage de l'anus, occasionnent des démangeaisons insupportables; les enfants se grattent et irritent les parties ; quelques-uns de ces vers gagnent la vulve : la démangeaison alors devient terrible ; l'enfant se gratte jour et nuit, et l'irritation peut prendre assez d'intensité pour constituer une blennorrhagie tout à fait semblable à celle qui résulte du coït. Cet accident, qui est très-commun, a été souvent pris par les médecins pour le résultat de rapports criminels, et les personnes qui entouraient ces enfants de plus près ont été quelquefois condamnées par les tribunaux comme coupables d'attouchements ou de rapports criminels. Pour peu, en effet, qu'une de ces personnes fût elle-même, par hasard, atteinte d'un écoulement quelconque, elle ne pouvait échapper à l'action de la justice, fourvoyée par cette déplorable coïncidence.

L'usage de la bière, du cidre, des asperges, etc., suffit pour donner lieu à la phlegmasie dont nous parlons. Il suffira souvent de boire de la bière pour faire réapparaître un écoulement qui viendrait de céder à l'influence d'un traitement bien fait.

Le virus syphilitique, mis en contact avec les membranes muqueuses, soit pendant le coït, soit dans d'autres circonstances, peut agir comme corps irritant, et déterminer quelquefois une phlegmasie sans infecter l'économie.

Il est bon de savoir que la blennorrhagie peut se développer spontanément.

Causes prédisposantes. — Les personnes jeunes sont plus sujettes à la blennorrhagie que les vieillards, les femmes plus que les hommes, les petites filles plus que les petits garçons (un des phénomènes liés à la constitution de la femme étant une susceptibilité plus grande des membranes muqueuses en général).

La chlorose, la phthisie, la *scrofule*, les tempéraments lymphatique et scorbutique viennent ensuite, avec la syphilis constitutionnelle : plus on aura eu de blennorrhagies, quelle qu'ait été leur nature, plus on sera apte à en contracter une nouvelle.

La trop grande longueur du prépuce, qui empêche ou rend difficiles les soins de propreté, est une cause sur laquelle les auteurs ont généralement insisté.

On a écrit à tort qu'à la suite des rapports entre un homme et un femme sains l'un et l'autre, la vérole pouvait se manifester chez l'un des deux : il n'y a rien d'exact dans cette assertion.

Il y a des personnes qui sont réfractaires à la blennorrhagie.

Nous avons vu des hommes qui, ayant des rapports constants avec leurs femmes légitimes, atteintes de cette forme bénigne de la blennorrhagie que l'on nomme flueurs blanches, ne contractaient pourtant pas la blennorrhagie; mais il suffisait d'une absence, pendant la durée de laquelle leurs femmes ne s'étaient cependant permis aucune infraction à la foi conjugale, pour qu'à leur retour ils contractassent des urétrites. Après une séparation plus ou moins longue, ils s'étaient livrés au coït avec plus d'ardeur, les rapports avaient été plus souvent répétés et plus prolongés ; il n'en avait pas fallu davantage pour amener l'inflammation de l'urètre. Une autre particularité est la suivante : supposons qu'une femme atteinte de leucorrhée ait des rapports clandestins avec un homme autre que son mari, cet homme pourra contracter la blennorrhagie, tandis que le mari y sera resté réfractaire. Ceci prouve, quand il s'agit du mari et de la femme, que l'*acclimatement* des muqueuses des organes génitaux s'était bien établi, et qu'un individu *non acclimaté* devait seul ressentir les effets de l'irritation vaginale existant chez la femme. De même on peut dire que, dans le cas précédent, l'absence avait rompu l'habitude du contact.

§ VI

Traitement de la blennorrhagie simple à son début.

Traitement abortif. — On appelle ainsi celui qui, employé convenablement, peut arrêter la maladie à son début.

Peut-on faire *avorter* la blennorrhagie? Oui, mais on aura d'autant plus de chances d'y parvenir qu'on agira plus près du moment où elle aura été contractée.

On emploie le traitement abortif quand on est consulté de bonne heure, avant que les douleurs soient très-fortes en urinant ou dans l'intervalle de l'émission des urines, et alors que l'inflammation n'a pas, à beaucoup près, l'intensité qu'elle aurait plus tard, si on la laissait marcher. On doit préalablement avertir le malade qu'on peut arrêter la maladie à son début, mais aussi qu'elle pourrait bien, quoi qu'on fasse, continuer de faire des progrès, afin qu'il ne croie pas que le traitement lui aura été nuisible par cela seul qu'il aura été impuissant à empêcher la blennorrhagie de suivre son cours. Comme on lui fera prendre des injections qui lui occasionneront une certaine douleur, et amèneront même parfois un peu de sang dans les urines, si on ne l'en prévenait pas, cela produirait un très-mauvais effet; car, pour peu que des insinuations lui fussent faites dans ce sens par des gens ignorants ou malveillants, il ne manquerait pas de s'en prendre au traitement de la gravité des symptômes, et quelquefois même de leur premier développement. On évitera ces inconvénients en l'instruisant d'avance de ce fait, que le traitement abortif peut occasionner des douleurs, laisser marcher la blennorrhagie, et même lui permettre de faire des progrès; mais aussi, il faut bien lui faire comprendre que ce traitement abortif n'aggrave pas la maladie, et que les douleurs assez vives qu'il détermine auront peu de durée.

Le traitement abortif réussit beaucoup plus souvent qu'il n'échoue. On commencera par prévenir le malade qu'une observation rigoureuse des prescriptions de l'art est ici indispensable.

Voici en quoi consiste ce traitement, à peu près tel qu'il est formulé par M. Ricord.

1° Garder un repos absolu. Cesser tous rapports sexuels, et éviter tout attouchement. Porter un suspensoir. Boire chaque jour un litre seulement d'une boisson rafraîchissante, telle que la tisane d'orge miellée; car une trop grande quantité de boisson favoriserait l'écoulement. Suivre un régime doux. Éviter les liqueurs, la bière, le cidre, etc...

2° Prendre du copahu ou du cubèbe, l'un ou l'autre à peu près indifféremment : le copahu, depuis la dose de 15 grammes jusqu'à celle de 30 grmmes, liquide, en capsules ou solidifié avec la magnésie ; le cubèbe, également depuis la dose de 15 grammes jusqu'à celle de 30 grammes, à laquelle on arrive graduellement. On donne les 15 grammes de cubèbe associés avec un gramme d'alun en trois doses, deux heures avant les repas, ou trois heures après.

3° *Injections.* — On fait, tous les deux ou trois jours, avec une petite seringue de verre, une injection de 100 grammes d'eau distillée de roses, tenant en dissolution de 0,80 centigr. à 1 gram. d'azotate d'argent. Pour mesurer avec précision la durée de cette injection, qui ne devra pas dépasser une minute, on fera compter le malade jusqu'à 60 ou 70.

Autre injection :

Vin aromatique....................		120 gram.
Acide tannique....................		2

(*Deux injections par jour.*)

Autre injection :

Eau de roses....................		200 gram.
Sulfate de zinc..............	aa..	1
Acétate de plomb...........		

(*Trois injections par jour.*)

Autre injection :

Eau distillée de roses..............		200 gram.
Sulfate de zinc..............	aa..	1
Acétate de plomb............		
Cachou.........................		4

(*Trois injections par jour.*)

C'est, suivant M. Ricord, la meilleure formule.

On peut aussi donner la potion de Chopart, ou bien la suivante, qui est moins désagréable à prendre :

Copahu.................... } Sirop de Tolu............... } aa.. Sirop de pavots............. }		30 gram.
Eau distillée de menthe.............		60
Eau de fleur d'oranger..............		10
Gomme arabique....................		q. s.

(*Trois cuillerées par jour.*)

Quand l'estomac ne peut pas supporter le copahu, on a recours au lavement suivant, qui doit être pris froid ou tiède :

Copahu........................	20 gram.
Eau...........................	100
Extrait thébaïque.................	0,10 cent.
Jaune d'œuf......................	n° 1

(*Pour un quart de lavement.*)

Enfin on tiendra le ventre libre au moyen d'un verre d'eau de sedlitz, administré chaque matin à jeun.

Si ce traitement abortif, employé dès le début, réussit, ce qui est le cas le plus commun, le malade sera guéri en huit jours; mais il faudra qu'il continue le copahu ou le cubèbe pendant deux ou trois jours, à la même dose, après la disparition de l'écoulement. On diminuera ensuite la dose peu à peu, de façon à ce qu'il n'en prenne plus au bout de quatre ou cinq jours.

Si ce traitement n'était pas employé, la maladie pourrait se prolonger un ou plusieurs mois et passer le plus souvent à l'état chronique; il y a donc tout avantage à y avoir recours quand on a consulté assez tôt. Si, en dépit de cette médication, la blennorrhagie arrivait à présenter les symptômes de la période aiguë, ou bien que le malade ne vînt réclamer les secours de l'art qu'après le développement des accidents de cette période, il faudrait faire le traitement qui lui est approprié, et que nous allons exposer, en cessant, bien entendu, le traitement abortif.

Traitement de la période aiguë. — M. Ricord conseille d'employer les moyens antiphlogistiques suivants, dans la période aiguë de la blennorrhagie.

Le malade devra garder un repos absolu, suivre un régime doux, et éviter toute excitation de quelque nature qu'elle soit. On lui défendra les liqueurs, le cidre, la bière, les asperges, etc... Il boira en abondance de la tisane de graines de lin infusées à froid. On appliquera 15 ou 20 sangsues au périnée, jamais sur la verge. On fera prendre de grands bains, prolongés pendant une ou deux heures, plus des bains locaux, également très-prolongés, d'eau de têtes de pavots, dans laquelle on aura fait infuser à froid de la racine de guimauve ratissée. Enfin on entourera la verge de compresses, imbibées d'une décoction de racines de guimauve et de têtes de pavots.

Pour combattre les érections, on fera prendre chaque soir quatre des pilules suivantes :

Camphre.................. }	aa..	3 gram.
Thridace.................. }		
Mucilage.......		q. s.

pour 20 pilules ;

ou un lavement ainsi composé :

Décoction de racines de guimauve..	150 gram.
Camphre......................	0,20 à 0,40 cent.
Jaune d'œuf..................	n° 1

e lavement sera pris froid.

Le lit du malade devra être dur.

On aura soin aussi d'entretenir la liberté du ventre, par l'administration d'un verre d'eau de sedlitz tous les deux jours le matin à jeun.

Traitement de la période de déclin.— Aussitôt que les douleurs en urinant ont disparu, il faut cesser les bains, ou du moins les espacer beaucoup; diminuer la quantité de boisson, et revenir au cubèbe ou au copahu à haute dose. S'il y avait encore de l'irritation dans le canal avec grande difficulté d'uriner, il faudrait recommander au malade de plonger sa verge dans de l'eau de guimauve tiède et le faire uriner ainsi. Puis on fera tous les trois jours une injection avec la solution suivante, déjà indiquée :

Eau distillée de roses		200 gram.
Sulfate de zinc..............	aa..	1
Acétate de plomb............		
Cachou.........................		4
Laudanum de Sydenham............		4

Si l'écoulement continue, on y substituera des injections avec du vin dans lequel on aura fait infuser des feuilles de roses de Provins. Si l'écoulement se montre encore rebelle, il faudra recourir à des injections faibles d'azotate d'argent :

Ex :

Eau distillée de roses..............	200 gram.
Azotate d'argent..................	0,10 cent.

On fera trois de ces injections par jour ; si elles irritent, on les cessera et on essayera d'en faire avec du vin pur de Roussillon, que l'on couperait avec de l'eau, s'il était encore trop irritant.

Lorsque l'état chronique sera devenu manifeste, on emploiera le liquide suivant :

Limaille de fer porphyrisée..........	1 gram.
Iodure de fer.....................	0,15 cent.
Eau de roses.....................	200

M. S. A.

On peut porter la dose de l'iodure de fer jusqu'à 0,20 centigr.

Faire d'abord une injection chaque jour, puis deux, en tâtant le terrain.

Quand on sera parvenu au dernier terme de la blennorrhagie chronique, qu'il n'y aura plus que ce qu'on appelle *goutte militaire*, on aura à se louer de la décoction d'*uva ursi* en injections, et de la potion suivante :

Sirop de Tolu.....................	500 gram.
Citrate de fer.....................	3

dont on prendra deux cuillerées par jour.

On a eu souvent à s'applaudir d'avoir conseillé le mariage à certaines personnes atteintes de ces écoulements rebelles.

L'introduction de bougies de grosseur moyenne, qu'on laisse une minute chaque fois, dans le canal, introduction qu'on répète pendant quatre à cinq jours, a eu assez souvent d'heureux résultats.

Viennent ensuite les cautérisations avec le porte-nitrate de M. Lallemand, et les injections caustiques concentrées, qui ont pour but de changer la nature de l'inflammation en modifiant la surface muqueuse. Pour 60 grammes d'eau, on met 1 gramme d'azotate d'argent, et même davantage si c'est nécessaire, et on revient à ces cautérisations ou injections tous les quatre ou cinq jours. Si elles déterminent des accidents, tels que de la dysurie (difficulté d'uriner), qui reconnaît pour cause immédiate un rétrécissement spasmodique du canal, il faut introduire une sonde élastique, garnie d'un petit mandrin. Cette sonde devra être enduite de pommade de belladone, et le mandrin devra pouvoir être retiré sans difficulté pour livrer passage à l'urine.

Quand, dans le cours de la blennorrhée, il survient une recrudescence, et que des accidents aigus réapparaissent, il faut éviter l'emploi de la sonde, et recourir de nouveau aux sangsues appliquées au périnée, aux lavements froids, aux bains prolongés, aux cataplasmes sur le bas-ventre et sur le périnée, ou aux onctions sur ces parties avec de la pommade de belladone. S'il y a rétention d'urine, on introduit dans la vessie une sonde en caoutchouc, enduite de pommade de belladone, portant le n° 7 ou 8, à courbure fixe, et garnie d'un mandrin peu volumineux qui n'empêche pas l'urine de passer dans la sonde. On pratique le cathétérisme avec une grande douceur, et on laisse la sonde à demeure, si le malade peut la supporter.

CHAPITRE III

DE LA BALANITE (BALANO-POSTHITE OU CHAUDEPISSE BATARDE)

C'est l'inflammation de la membrane muqueuse qui recouvre le gland et la face interne du prépuce, inflammation accompagnée d'un écoulement abondant de mucopus semblable à celui de la blennorrhagie.

§ I

Causes.

Ce sont : la trop grande longueur du prépuce, jointe à l'étroitesse de son ouverture ; l'abus des rapports sexuels, surtout avec une femme atteinte elle-même d'un écoulement ; la masturbation, la malpropreté, qui laisse les mucosités s'accumuler entre le gland et le prépuce, etc.

Cette maladie s'annonce ordinairement par une démangeaison entre le gland et le prépuce. Ce prurit est le début d'une inflammation, qui, légère d'abord, occasionne ensuite des douleurs très-vives, accompagnées d'un écoulement muscoso-purulent généralement assez abondant. Cette maladie, abandonnée à elle-même, peut devenir le point de départ d'accidents assez graves. Le gland peut, en effet, se tuméfier au point de distendre le prépuce et d'être fortement comprimé par lui, si bien que, si l'on ne débridait pas, la gangrène de l'un ou de l'autre pourrait survenir. On appelle cet état accidentellement produit par la balanite, *phimosis.*

Cette maladie est ordinairement de même nature que la blennorrhagie urétrale simple. Toutefois, on comprend qu'elle peut avoir pour point de départ un chancre virulent et être virulente.

La durée de cette affection est de huit jours. Elle présente des difficultés pour le diagnostic, lorsqu'on ne peut pas découvrir le gland avec facilité.

Elle est très-sujette à récidiver.

§ II

Traitement.

Lorsque la phlegmasie est légère, le repos et les soins de propreté suffisent; mais, dans la grande majorité des cas, il faut un traitement plus énergique. On fait, trois fois par jour, des injections entre le gland et le prépuce, avec le liquide suivant :

Eau distillée......................	100 gram.
Azotate d'argent..................	1

Si on peut découvrir le gland, on promène légèrement sur sa surface le crayon de nitrate d'argent; on le lave ensuite avec de l'eau fraîche, puis on le recouvre de charpie sèche, destinée à l'isoler du prépuce et à absorber les humeurs. Il sera bon de faire, deux fois par jour, ce pansement et des ablutions d'eau fraîche. On a vu une seule cautérisation suffire. De grands bains sont aussi avantageux.

Si le prépuce menaçait de tomber en gangrène, il faudrait débrider, soit en faisant quatre incisions divisant le prépuce en quatre lambeaux, soit en ne faisant qu'une seule incision propre à faire cesser la constriction circulaire du prépuce, soit enfin en incisant circulairement son limbe de manière à en agrandir l'ouverture, suivant la méthode ovalaire de M. Ricord. On fait, après l'opération, le même pansement que pour une plaie ordinaire.

Si l'inflammation paraissait assez vive pour nécessiter une application de saugsues, il faudrait les placer au périnée, vers la racine du pénis, évitant soigneusement qu'aucune ne prît sur le fourreau cutané de la verge.

CHAPITRE IV

DU PARAPHIMOSIS

C'est un accident qui consiste en ce que le prépuce, dont l'ouverture est trop étroite, est ramené et fixé en arrière de la couronne du gland, dont il étrangle la base. Cet étranglement est très-redoutable, quand on n'y remédie pas tout de suite.

§ I

Causes.

Les *causes* sont les mêmes que celles du phimosis. Mais souvent cette maladie est produite par la faute des malades, qui, atteints d'une balanite, se découvrent le gland pour mieux en examiner la surface; d'autres fois, par l'imprudence d'individus non malades, qui font la même chose sans aucun but déterminé; dans ces deux cas, s'il existe préalablement une étroitesse du limbe préputial, l'étranglement pourra survenir.

§ II

Traitement.

Aussitôt que cet accident arrive, il faut réduire, c'est-à-dire ramener le gland sous son enveloppe naturelle. Pour y parvenir, on plonge quelques instants la verge dans de l'eau froide, puis on l'entoure d'un linge imbibé d'eau très-froide ; on promène sur la verge une compression circulaire propre à faire refluer le sang vers sa racine ; ensuite on place la verge entre les deux indicateurs et les deux médius qui ramènent la peau en avant, tandis qu'avec les deux pouces on refoule le gland.

S'il y avait longtemps que l'accident fût arrivé, qu'il y eût beaucoup d'infiltration, il faudrait faire sur les parties des mouchetures propres à diminuer cette infiltration. Si on ne pouvait pas réduire, on aurait recours au débridement, qui consiste à inciser sur le dos de la verge l'anneau cutané, cause de l'étranglement. Il n'est pas nécessaire de comprendre dans l'incision le feuillet muqueux du prépuce, qui ne concourt que faiblement à entretenir la constriction. Il faut, dans cette opération, qu'on pourra faire en incisant de dedans en dehors quand la constriction ne sera pas trop forte, respecter l'artère dorsale de la verge et l'enveloppe fibreuse des corps caverneux. Elle est suivie d'un prompt soulagement. Si on tardait trop, ou si on négligeait de la pratiquer, le gland pourrait tomber en gangrène; d'autres fois, c'est la partie qui étrangle qui se gangrène, de sorte que la nature semble se charger elle-même de l'opération. La gangrène est, dans ce cas, un bienfait; mais c'est là une heureuse particularité sur laquelle il ne faut pas compter, et que l'art au surplus remplace avantageusement.

Le paraphimosis peut aussi être déterminé par la blennorrhagie symptomatique du chancre, ou par le chancre tout seul; on fait alors le traitement en conséquence.

CHAPITRE V

DE L'ORCHITE (CHAUDEPISSE TOMBÉE DANS LES BOURSES OU MIEUX EPIDIDYMITE)

L'orchite est l'inflammation du testicule; l'épididymite est l'inflammation de l'épididyme, petit corps allongé, grisâtre, couché le long du bord supérieur du testicule dont il est une annexe essentielle. L'une et l'autre surviennent fréquemment pendant le cours de la blennorrhagie; mais sur cent cas de cette maladie appelée vulgairement *chaudepisse tombée dans les bourses*, il en est quatre-vingt-dix-neuf qui sont des épididymites; ce n'est que quand le testicule et l'épididyme sont pris en même temps, que le mot *orchite* doit être employé.

L'épididyme se manifeste toujours vers la fin d'une blennorrhagie, c'est-à-dire huit, vingt, trente jours après son début, et même plus tard. C'est souvent après une longue course faite sans suspensoir, à la suite d'un coup, d'une pression, etc., qu'on voit survenir ses premiers accidents.

§ I

Symptômes.

Quelquefois l'épididymite se développe sans douleur, mais c'est le cas le plus rare. Habituellement on observe dans les testicules des douleurs vives, s'irradiant vers les aines et jusqu'aux régions lombaires, par suite de l'ébranlement sympathique des reins. Un gonflement notable des testicules, avec rougeur très-prononcée des bourses, accompagne ces douleurs, qui sont souvent tellement vives, que le malade ne peut plus faire aucun mouvement.

C'est toujours avec une grande rapidité que ces accidents se pressent. Aussitôt que le malade a ressenti de la pesanteur dans le testicule, la phlegmasie déroule avec une rapidité incroyable tout son cortége de symptômes, et acquiert bien vite toute son intensité.

L'épididymite ne suppure jamais; elle se termine presque toujours par résolution. Il n'en est pas de même de l'orchite, c'est-à-dire de l'inflammation qui atteint à la fois l'épididyme et le testicule proprement dit. Si surtout on a affaire à un individu tuberculeux, et qu'il y ait des tubercules dans le parenchyme testiculaire, cette phlegmasie donne un coup de fouet à la diathèse tuberculeuse, dont la manifestation locale est ici latente, et la suppuration ne tarde pas à s'ensuivre.

L'orchite se complique très-souvent d'hydrocèle; mais l'épanchement est peu abondant, et n'entraîne aucune conséquence fâcheuse. On en débarrasse les malades par une simple ponction.

§ II

Pronostic.

Le *pronostic* de l'épididymite se réduit à ceci : savoir s'il existe ou non des turbercules dans la trame testiculaire. Dans le premier cas, il a beaucoup de gravité; dans le deuxième, il n'en a aucune.

§ III

Traitement.

Le malade devra garder un repos absolu, dans la position horizontale. Il devra, même au lit, porter un suspensoir, qui maintienne les bourses fortement relevées. Outre ces précautions, qui peuvent à elles seules amener la guérison, on tient le ventre libre, au moyen de la tisane d'orge miellée, et de purgations salines méthodiques; on commence par administrer une bouteille d'eau de Sedlitz à 48 grammes, puis on en donne un verre tous les jours. On y joint des lavements frais avec de l'eau de racines de guimauve et de têtes de pavots, et des cataplasmes de farine de lin très-fraîche, arrosée de laudanum de Sydenham (20 gouttes par cataplasme), et entourée d'un linge très-doux. Si les cataplasmes étaient trop lourds, on les remplacerait par des compresses imbibées d'eau de guimauve et de têtes de pavots, ou d'eau blanche; quelquefois par des cataplasmes de fécule de pommes de terre. Les compresses et les cataplasmes seront appliqués froids, quand le malade ne les supportera pas chauds, ou qu'ils sembleront, à cette dernière température, avoir un effet peu avantageux. Si, nonobstant l'emploi de ces moyens, les symptômes persistaient, ou même prenaient plus de gravité, on y joindrait une application de quinze ou vingt sangsues au périnée ou aux aines.

Quant il survient un épanchement séreux un peu considérable dans la tunique vaginale, on doit ponctionner, ainsi que nous l'avons déjà dit. S'il existe des phénomènes annonçant un étranglement très-marqué de la substance testiculaire, on fait des mouchetures; mais ce dernier moyen est rarement nécessaire. Nous avons vu, à l'hôpital du Midi, 87 malades atteints d'orchite; tous, excepté deux, ont guéri sans ponction. Du reste, ce débridement amène un soulagement immédiat.

L'épididymite arrête-t-elle la blennorrhagie dans sa marche? non. Faut-il traiter la blennorrhagie en même temps que l'épididymite? oui, parce que, si on laissait la phlegmasie urétrale suivre son cours, ce serait une cause qui tendrait incessamment à ramener l'épididymite.

§ IV

Epididymite chronique.

L'épididymite passe souvent à l'état chronique. Le traitement consiste à appliquer sur les bourses des fondants, tels que l'emplâtre de Vigo ou d'iodure de plomb, et surtout à donner l'iodure de potassium à l'intérieur. S'il en était besoin, on aurait recours aux pilules suivantes :

Calomel à la vapeur...............	0,80 cent.
Poudre de feuilles de ciguë..........	0,80
Savon médicinal..................	2 gram.

F. s. a. pour 20 pilules. Commencer par une et ajouter une autre tous les cinq jours, jusqu'à quatre.

Les frictions d'onguent napolitain sur les bourses sont un auxiliaire puissant. On les emploie ici, non comme antisyphilitiques, mais bien comme antiplastiques. Il faut prendre garde à la salivation qu'elles peuvent amener, ainsi que les pilules, et supprimer les unes et les autres à la première menace d'inflammation buccale.

La durée de l'épididymite est de 8 à 15 jours au plus. Si l'engorgement persistait en dépit de toutes ces médications, il faudrait conseiller le mariage, en recommandant la modération à son malade.

Dans des épididymites rebelles, on peut encore oindre le scrotum avec la pommade suivante :

Axonge........................ 30 gram.
Iodure de potassium............... 4
Iodure de plomb.................. 4
M. S. A.

Enfin, l'huile de foie de morue à l'intérieur a rendu fréquemment service dans des cas de ce genre.

CHAPITRE VI

DE LA BLENNORRHAGIE CHEZ LA FEMME

C'est une inflammation plus ou moins intense de la membrane muqueuse des parties génitales de la femme. Du reste, la maladie est de même nature que chez l'homme. Tous ou presque tous les organes de la génération peuvent en être le siége, ou à la fois, ou isolément. Quand la blennorrhagie est partielle, elle prend différents noms suivant la portion de l'appareil génital qu'elle a atteinte. Elle reconnaît généralement pour causes des rapports sexuels avec une personne affectée de blennorrhagie; cela a surtout lieu quand elle est urétrale. Elle peut succéder aussi à toutes les causes d'irritation de la muqueuse génitale, à l'abus du coït, à l'action du froid humide, surtout aux pieds, à l'état chlorotique, et à la constitution lymphatique, etc. (Voir aux *causes déterminantes* et *prédisposantes* indiquées plus haut.)

Sous le rapport de la fréquence de son apparition, M. Ricord range ainsi les différentes parties de l'appareil génital : 1° le vagin; 2° l'urètre; 3° la vulve; 4° l'utérus.

Dans les cas de siége multiple, on voit affectés en même temps : 1° la vulve, l'urètre et le vagin; 2° le vagin et l'utérus; 3° la vulve, l'urètre, le vagin et l'utérus.

§ I

Marche.

Lorsque la blennorrhagie a pour cause des rapports impurs, c'est ordinairement du 3e au 8e jour qu'elle se déclare.

§ II

Symptômes.

Ils varieront selon le siége de la blennorrhagie. Si elle occupe la vulve, il y aura de la tension des grandes et des petites lèvres, avec démangeaison, chaleur et sécheresse; de plus les désirs vénériens augmenteront d'abord, mais ils seront bientôt remplacés par des douleurs intenses et de vives cuissons; les grandes et les petites lèvres se tuméfient et rougissent davantage; les douleurs augmentent, la marche devient difficile et parfois impossible; il en est de même des rapports sexuels. Puis, la suppuration se fait. La couleur de l'écoulement varie selon l'intensité de l'inflammation. A cette période, il se forme quelquefois des abcès dans l'épaisseur des grandes lèvres. Si la phlegmasie gagne le vagin, des douleurs de reins se font sentir, et l'écoulement augmente. Si l'urètre est envahi (en admettant qu'il ne l'ait pas été plus tôt), l'émission des urines sera très-douloureuse; il y aura du ténesme au col vésical, des envies fréquentes d'uriner, et il surviendra assez souvent des bubons dans les aines. Lorsque la blennorrhagie occupe l'utérus, qu'il y a *métrite* blennorrhagique, la malade ressent des douleurs dans le bas-ventre et des pesanteurs sur le fondement; mais alors c'est l'écoulement abondant de mucopus qui est le phénomène dominant; ce mucopus est sécrété par l'intérieur du col de l'utérus et de l'utérus lui-même. L'excès de l'inflammation fait aussi développer, sur les membranes muqueuses du vagin et du col de l'utérus, de petits boutons nommés *granulntions*, qui tantôt se creusent en formant autant de petits ulcères, tantôt se développent sous forme de *végétations* qui sécrètent un pus sanieux.

Très-souvent la blennorrhagie chez la femme débute à l'état chronique, c'est-à-dire sans douleur ni tuméfaction vives annonçant une inflammation bien marquée. Si les femmes n'ont pas de flueurs blanches, l'apparition de l'écoulement leur donnera l'éveil; mais si elles en ont déjà, elles seront seulement augmentées, et les malades s'en apercevront à peine.

§ III

Diagnostic.

Le diagnostic est très-difficile, surtout lorsqu'on arrive alors que l'inflammation, ayant atteint toute son intensité, a déterminé la formation de chancres. Il s'agit alors de déterminer si la blennorrhagie est simple ou virulente, et il est ici bien important de ne pas se tromper, car c'est sur les caractères différentiels de ces deux espèces de blennorrhagies, que repose tout traitement rationnel. Il n'est pas en effet indifférent pour le malade d'employer du mercure quand il n'en faut pas, et, à cet égard, on se rappellera que dans 99 cas sur 100 on obtiendra la guérison sans mercure.

Ce n'est qu'en explorant les organes bien attentivement à l'aide du spéculum que l'on peut s'assurer de suite de la nature virulente ou simple de la blennorrhagie.

Si on soupçonne une urétrite, il faut introduire le doigt indicateur dans le vagin, puis presser, de bas en haut et d'arrière en avant, la paroi vaginale en retirant le doigt; on fait ainsi sortir le pus du canal, s'il en contient. Si ce liquide était mêlé de sang, cela dénoterait la présence d'un chancre.

§ IV

Traitement de la vaginite et de la vulvite.

On fait trois fois par jour, à l'aide d'une seringue en verre, une injection avec le liquide suivant :

Eau distillée......................	500 gram.
Azotate d'argent...................	4

Puis on interpose entre les grandes et les petites lèvres d'un côté et celles du côté opposé, un linge blanc très-fin. On se lotionne souvent dans la journée avec de l'eau fraîche, puis on s'essuie avec de vieux linge. Si on ne fait pas d'injections, on badigeonne légèrement la muqueuse avec le crayon de nitrate d'argent, après quoi on fait une lotion à l'eau fraîche et on introduit de la charpie très-douce et très-fine entre les lèvres. Un repos absolu des organes est de rigueur. S'il y avait une inflammation très-vive, on appliquerait quelques sangsues au voisinage des grandes lèvres ; on donnerait de grands bains à l'eau de son gélatinée ou à l'eau simple, etc.; on appliquerait des cataplasmes de farine de lin très-fraîche ou de fécule de pommes de terre, dans de la gaze très-claire. On peut encore faire d'autres injections avec une décoction de feuilles de noyer ou d'écorce de chêne, ou bien avec du thé vert, de l'eau blanche (une cuillerée à café d'extrait de saturne pour un verre d'eau), ou avec le liquide suivant :

Décoction de feuilles de noyer ou d'écorce
de chêne........................ 1000 gram.
Sulfate de zinc.............. } aa.. 4
Sulfate de fer............... }

On ne fera cette injection qu'après l'insuccès des autres, trois fois par jour, et toutes ces injections toniques seront administrées froides.

S'il y avait des végétations sur le col de l'utérus, dans le vagin ou sur les parties génitales externes, on les cautériserait tous les trois, quatre ou cinq jours, selon le besoin, avec le crayon de nitrate d'argent, lotionnant ensuite à l'eau fraîche et ayant bien soin, après la lotion, d'interposer du linge ou de la charpie sèche entre les surfaces muqueuses. Il sera avantageux de donner les injections sous la forme de douche ascendante.

Si les femmes sont débiles ou chlorotiques, on leur fera prendre à l'intérieur de l'eau de goudron, des pilules ferrugineuses, le fer sous toutes les formes, du vin de quinquina, de la tisane de quassia amara ou autres amers. L'eau de goudron sera édulcorée assez agréablement avec le sirop suivant (*formule Ricord*) :

Sirop de Tolu.................... 500 gram.
Citrate de fer.................... 3
M. S. A.

L'huile de foie de morue est aussi indiquée dans les cas

de ce genre, principalement quand l'utérus est atteint de blennorrhagie.

Si l'écoulement provient de l'urètre, on y fera les mêmes injections, et on pourra de plus employer, comme chez l'homme, le cubèbe et le copahu.

CHAPITRE VII

DE L'OPHTHALMIE BLENNORRHAGIQUE

Nous ne saurions trop appeler l'attention des médecins et des malades sur les dangers que cette maladie entraîne à sa suite.

Elle est plus commune chez l'homme que chez la emme.

C'est la blennorrhagie urétrale simple ou virulente qui la détermine le plus souvent. Il n'y a pas d'exemple que la vaginite et la balanite aient présenté cette complication.

La blennorrhagie urétrale est incomparablement plus rare chez la femme que chez l'homme ; c'est pour cela que ce dernier est plus sujet à l'ophthalmie blennorrhagique. De plus, l'homme est, en raison de sa manière d'uriner, plus exposé à se souiller les doigts avec la matière de l'écoulement urétral. Cependant, on a vu des femmes, n'ayant qu'un simple catarrhe vaginal, donner la chaudepisse à un homme, et ce même homme se donner à lui-même une ophthalmie des plus intenses.

On a remarqué que le pus blennorrhagique provenant d'une autre personne avait des propriétés contagieuses plus actives que celui du malade lui-même.

Il y a en province, et même à Paris, des personnes qui ont le préjugé de croire qu'on doit se laver les yeux avec de l'urine, quand ils sont le siége de quelque inflammation; et il n'est pas rare de rencontrer des ophthalmies blennorrhagiques causées par ce procédé, chez des individus auparavant affectés de blennorrhagie.

Cette maladie se contracte de deux manières : premièrement par contact direct; deuxièmement, par sympathie et sans cause directe.

L'*ophthalmie par cause directe* peut se développer aussitôt qu'on aura porté du pus blennorrhagique dans l'œil; l'ophthalmie sympathique ne se montre guère que vers le deuxième septénaire de la blennorrhagie urétrale; a sécrétion qu'elle occasionne est moins abondante que dans l'ophthalmie directe, et elle ne détermine pas le développement de granulations à la face interne des paupières. Ces granulations existent dans l'ophthalmie directe. L'ophthalmie *sympathique* passe souvent d'un œil à l'autre; souvent aussi il existe en même temps qu'elle des douleurs rhumatismales dans les articulations, ce qui n'a pas lieu dans l'ophthalmie par contact direct. La sclérotique ne se prend pas dans l'ophthalmie sympathique, et c'est le contraire dans l'ophthalmie par contact direct. La forme sympathique se complique souvent d'une iritis d'apparence séreuse qui pourrait lui faire donner avec raison le nom d'ophthalmie blennorrhagique rhumatismale.

L'ophthalmie par contact est plus aiguë que l'ophthalmie sympathique; elle peut déterminer l'ulcération des globes oculaires et la perte de la vue en vingt-quatre ou quarante-huit heures; mais l'une et l'autre offrent les plus grands dangers sous ce dernier rapport. Toutes deux se déclarent subitement et sont très-douloureuses; quelquefois pourtant les douleurs sont modérées ; il n'existe qu'une sensation de chaleur et de picotement dans les paupières, comme s'il y avait du sable à leur face interne ; ensuite elles se tuméfient, et la phlegmasie, ainsi que le gonflement, deviennent si intenses, qu'on ne peut plus apercevoir le bord des paupières. Leur face interne sécrète une sérosité d'abord limpide, puis purulente ; parfois la conjonctive s'infiltre et se boursoufle, la cornée s'ulcère et l'œil se vide.

§ I

Traitement.

Premièrement, s'il n'y a pas de chémosis (infiltration de la conjonctive), on cautérisera légèrement avec le crayon de nitrate d'argent la face interne des paupières, de manière à blanchir les surfaces ; aussitôt après, on les lavera avec de l'eau fraîche en abondance et on les essuiera avec un linge très-fin. Si on ne pouvait pas renverser les paupières, on aurait recours à une solution concentrée de nitrate d'argent, telle que le collyre suivant :

Eau distillée de roses...............	30 gram.
Azotate d'argent	3

On en imbibe une plume ou un pinceau de blaireau très-fin, et on cautérise deux ou trois fois par jour, la face interne et le bord des paupières. On fait en même temps des irrigations continues avec de l'eau de pavots froide ou de l'eau chargée de mucilage de semences de coings, afin de ne pas laisser séjourner le pus entre les paupières. Au début de l'ophthalmie, on devra ajouter à ce moyen une application de vingt à trente sangsues, dont on mettra la moitié derrière les oreilles, et l'autre moitié sous les pommettes, en se rapprochant de la base du nez. On purgera le malade avec de l'eau de Sedlitz, puis on continuera à lui en donner un verre tous les jours. On y joindra des bains de pieds salés, jamais à la moutarde, à cause des vapeurs irritantes qui s'en échappent. On fera sur le front, sur la tempe, à la partie supérieure de la joue, sur la paroi latérale du nez et même dans l'intérieur de ce dernier, du côte malade, des onctions avec de la pommade de belladone ou de l'extrait de belladone, liquéfié par addition d'une certaine quantité d'eau. Lorsqu'il y aura du chémosis, il sera souvent bon d'en faire l'excision; après quoi on se hâtera de recouvrir l'œil de compresses imbibées d'eau de coings et de pavots; on le lavera très-souvent, toutes les dix minutes par exemple, et on y fera des injections avec de l'eau chargée de mucilage.

Vers le déclin de la phlegmasie, quand il n'y aura plus ni grandes douleurs, ni suppuration, et qu'il ne sera plus besoin de cautériser, il faudra employer le collyre suivant :

Sulfate de zinc....................	50 à 60 cent.
Éau distillée de roses................	100 gram.
Laudanum de Sydenham............	4

On tiendra la tête du malade élevée sur des oreillers de crin ou de balle d'avoine, et surtout, on maintiendra la liberté du ventre. Le régime sera doux, principalement composé de bouillons et de potages.

Ce traitement s'applique aux deux variétés de la maladie.

Lorsqu'il y a une complication rhumatismale, il faut

faire boire au malade de la tisane de bourrache additionnée de 4 à 6 grammes de sel de nitre par litre (environ un litre dans les vingt-quatre heures). On y joint la teinture de colchique (2 à 4 gram. en vingt-quatre heures). On peut au besoin porter la dose de sel de nitre jusqu'à 8 grammes. Bien entendu que, s'il existe un écoulement blennorrhagique, on le combattra par les moyens appropriés, quand tout danger aura disparu du côté des yeux.

Le traitement des rhumatismes qui accompagnent la blennorrhagie ne diffère d'ailleurs pas notablement de celui des autres rhumatismes. C'est ordinairement de huit à quinze jours après le début de l'urétrite qu'on les voit apparaître, quelquefois beaucoup plus tard. Ce sont les articulations des genoux qui sont le plus souvent prises. On peut ajouter au traitement déjà indiqué, comme s'appliquant à tous les rhumatismes, des vésicatoires volants, appliqués sur la jointure et pansés ensuite avec du cérat opiacé.

CHAPITRE VIII

DU CHANCRE

Le chancre est une ulcération de nature dite *spécifique*, résultat immédiat de la contagion, et produisant seul le pus qui contient le virus vérolique, c'est-à-dire l'agent reproducteur de la maladie.

§ I

Siége du chancre.

C'est la partie de son histoire la plus importante à

connaître. Ce serait une grande erreur, et c'en est une très-répandue parmi les gens du monde, et même jusqu'à un certain point parmi les hommes de l'art, de croire que cette affection ne peut se communiquer que par des organes génitaux. C'est là, en effet, qu'elle se manifeste le plus souvent; mais cela dépend de la manière dont elle est contractée, c'est-à-dire par des rapports sexuels, prolongés et répétés. Ce n'est donc que comme résultat de la fréquence des contacts entre ces organes que cette maladie y est le plus ordinairement observée, et aussi par suite de la structure anatomique des parties, de leur forme irrégulière, des nombreux replis muqueux où la matière virulente peut séjourner, enfin de la finesse de la membrane muqueuse et de la peau qui les recouvrent. Ces membranes, par une conséquence de leur texture délicate, sont très-sujettes à des éraillements qui favorisent éminemment l'infection. Il n'y a pas une partie du corps ayant vie, qui ne soit accessible à l'infection et ne puisse être le siége du chancre; toutefois, on le remarque de préférence là où les tissus se rapprochent davantage, par leur structure, de la délicatesse des membranes muqueuses. Voici quelles sont ces parties : chez l'homme, le frein du prépuce, le prépuce lui-même et son limbe; le gland, sa couronne et la rainure qui est en arrière; le méat, le fourreau cutané de la verge, et la racine de cette dernière, considérée par sa face inférieure (angle péno-scrotal); chez la femme, la fourchette, c'est-à-dire l'angle postérieur de la vulve, qui correspond à l'anus; les grandes et les petites lèvres, le clitoris, le col de l'utérus, surtout sa lèvre antérieure et sa cavité; le vagin où le chancre se montre déjà plus rarement; le rectum, chez les deux sexes, par suite de rapports anormaux; la bouche, les lèvres, la face interne des joues, le fond de la gorge, la langue; le pli des aines, la partie interne et supérieure des cuisses; le nez, le bord des paupières; enfin et à la rigueur, toutes les parties du corps où se trouveront une érosion, une éraillure, une plaie quelconque avec laquelle du pus chancreux sera mis en contact. Ce sont ces chancres, situés dans des endroits non suspects, qui trompent les personnes qui les ont, et qui échappent même à leurs médecins.

§ II

Mode d'évolution.

Avant toute chose, il faut, pour qu'il y ait inoculation et infection, qu'il existe une érosion, éraillure ou gerçure servant de porte d'entrée au virus; que l'épiderme de la peau ou l'épithelium des muqueuses soit enlevé en un point de sa surface, en un mot, qu'il y ait une solution de continuité des tissus. Si une parcelle de matière virulente imperceptible à l'œil, se trouve en contact avec cette partie dépouillée de son épiderme protecteur, c'en est assez pour que l'infection ait lieu. On comprendra, par ce qui vient d'être dit, qu'il n'est pas besoin que l'éraillure soit bien étendue pour permettre l'introduction de cette minime quantité de pus virulent qui suffit à l'infection. Il est très-rare qu'il ne se rencontre pas quelque part à la surface du corps une solution de continuité des téguments, assez grande pour faire pénétrer cette parcelle de matière virulente, surtout aux parties génitales, dont la muqueuse est constamment humide et molle, ce qui en facilite l'éraillement. Une fois que le virus est inoculé, il survient un petit bouton, sous forme de papule; ce petit bouton devient vésiculeux, transparent, rempli d'une sérosité limpide; puis cette sérosité se trouble et prend toute l'apparence du pus : la papule est alors devenue une pustule. Cette pustule est entourée d'une aréole rouge. Elle met quatre à cinq jours à se développer entièrement. Le cinquième jour, l'aréole rouge qui entoure sa base s'étend davantage, en même temps que le sommet de la pustule commence à se déprimer. Sa dessiccation faisant des progrès, il se forme une croûte qui peut rester quinze jours et plus sans se détacher. Sous cette croûte se trouve le chancre, incessamment humecté d'un pus dont l'inoculation sera suivie d'infection. Cette marche régulière dans le développement du chancre s'observera s'il siége sur la peau, et si on a eu soin de le recouvrir d'un verre de montre maintenu avec une bandelette de sparadrap, ce que l'on fait ordinairement, quand on veut s'assurer de la nature virulente d'un chancre. Mais, si le chancre est situé aux parties génitales, son évolution ne présentera plus la même régularité; du moins, arrivera-t-il le plus souvent que, du jour au lendemain, le chancre sera visible pour l'œil de l'observateur, c'est-à-dire que cette petite papule, qui met cinq jours à se développer quand rien ne vient l'empêcher de le faire régulièrement, peut avoir été déchirée par des frottements plus ou moins répétés. Il en résulte que la pustule n'a pas eu le temps de s'établir, comme si, après une inoculation, on avait protégé les parties par l'application d'un verre de montre. Mais le pus que fournit ce chancre à marche irrégulière n'en est pas moins doué de propriétés infectantes. Voici quelles sont ordinairement la forme et la marche du chancre : il apparaît sous l'aspect d'un petit ulcère arrondi, comme s'il était fait avec un emporte-pièce; cet ulcère, gagnant en profondeur, ne tarde pas à diviser toute l'épaisseur de la peau; ses bords sont coniques, luisants, durs et taillés à pic; son fond est tapissé par une membrane grisâtre qui secrète du pus mêlé de sang fétide. Le plus souvent cette ulcération est indolente; pourtant, elle s'accompagne quelquefois de douleurs. Du quatrième au sixième jour, souvent plus tôt, d'autrefois plus tard, le chancre *s'indure*. Tant que le chancre n'est pas induré, la maladie reste toute locale; mais ensuite il n'en est plus de même : *l'induration du chancre est un des signes qui montrent, de la manière la plus probante, que l'infection syphilitique est faite*. A partir du moment où cette induration s'est montrée, le pus que sécrète le chancre n'est plus inoculable pour la personne qui le porte mais il l'est pour les autres. Il y a des cas où cette induration, alors bien même qu'elle existe, n'est pas facile à reconnaître. Elle commence par le fond, et gagne ensuite, peu à peu, les bords du chancre; elle est élastique; elle change la couleur du chancre d'une manière variable, suivant le lieu où il est situé; l'aréole rouge foncé qui l'entoure prend une coloration lie de vin, surtout quand la surface de l'ulcération est habituellement exposée à l'air.

§ III

Durée.

La durée du chancre infectant est parfois tellement courte, que les malades l'indiquent parfaitement en disant qu'ils n'ont eu qu'un *chancre volant*, qui s'est cicatrisé tout seul, sans aucun traitement. Le chancre induré peut, en effet, se terminer par cicatrisation, sans l'intervention de l'art. Il n'y a pas d'ulcérations qui aient plus de tendance à se guérir que le chancre induré ; sa durée, quand elle se prolonge, tient à la mauvaise constitution des individus, et à l'emploi de topiques irritants, tels que l'onguent mercuriel rance.

§ IV

Le *nombre* des chancres dont peut être affecté le même individu varie beaucoup; mais, quand on est infecté par un seul chancre, on l'est à un aussi haut degré que par plusieurs. Cependant le nombre des ulcérations syphilitiques n'est pas indifférent : on comprend que, plus il en existera, plus seront nombreuses les portes ouvertes à l'infection.

§ V

Une fois le chancre guéri, c'est-à-dire sa surface cicatrisée, l'induration sur laquelle il reposait peut persister un mois, deux mois, six mois, un an et plus longtemps encore. Chez quelques malades le chancre induré ne laisse après sa guérison aucune cicatrice visible; l'induration seule persiste, et encore disparaît-elle, dans quelques cas très-rares à la vérité, à mesure et en même temps que l'ulcère se referme ; mais il reste constamment un engorgement des ganglions lymphatiques du voisinage. On observe aussi des indurations qui ne sont dues qu'à des cautérisations faites avant que le chancre se soit induré et ayant pour but de prévenir l'infection. Dans les cas de ce genre les ganglions du voisinage ne sont pas engorgés.

§ VI

Les chancres ne suivent pas toujours la marche et ne revêtent pas constamment la forme régulière que nous venons de leur assigner. Ils prennent souvent le caractère rongeant (chancre phagédénique) [1]. Un grand nombre des caractères que nous avons énumérés peuvent manquer, le chancre n'en conserve pas moins toutes ses propriétés infectantes. Cette marche variable et irrégulière peut tenir à diverses causes, telles que les fonctions diverses des tissus qui sont le siége du chancre, la structure de ces tissus, la constitution des individus, qui peuvent être lymphatiques, scrofuleux, tuberculeux, scorbutiques, etc..., avoir été atteints de chancres indurés antérieurement, ou soumis à des traitements mal digérés, etc... Une mauvaise hygiène, la malpropreté, le séjour dans une habitation humide, une mauvaise nourriture, les excès de tous genres, toutes ces causes peuvent faire dévier un chancre de sa marche naturelle et le transformer en ulcère *rongeant* ou *phagédénique*. Ces nouveaux ulcères peuvent durer indéfiniment; ils ne s'indurent presque jamais, tandis que, quand il s'agit d'un chancre induré, le pus cesse d'être inoculable sur le malade aussitôt que l'induration s'est montrée; mais il l'est sur les sujets sains; le pus du chancre non induré, phagédénique, est très-inoculable et éminemment contagieux. Cette espèce de chancre peut gagner en largeur et en profondeur, de manière à détruire les organes sur lesquels il est placé. Il en est qui détruisent la verge, les testicules, toute la peau du ventre et celle des cuisses; enfin, ils peuvent produire de tels ravages que la mort en soit la conséquence. Le pus qui s'en écoule inocule sans cesse les tissus qu'il baigne, et c'est là ce qui explique comment ces chancres sont si des-

1. C'est cette forme qui a donné lieu à la distinction de ces deux chancres, le chancre mou et le chancre induré, qui, du reste, peuvent devenir l'un et l'autre phagédéniques.

tructeurs. Ils peuvent durer des mois et même des années, s'ils n'entraînent pas la mort auparavant. Ils n'infectent pas les malades constitutionnellement, tant qu'ils ne s'indurent pas, et peuvent ainsi tourmenter les individus pendant un temps fort long, si l'économie ne succombe pas sous le fardeau des souffrances et des pertes qu'ils occasionnent sans que ce fâcheux résultat se soit produit. Cependant, tant que durent ces chancres, les malades sont constamment sous le coup d'une infection générale. Mais, s'ils ont le bonheur de les voir se cicatriser sans qu'il soit survenu d'induration, il ne leur restera rien de cette maladie; leur sang ne sera pas vicié, et, s'ils n'en contractent pas une nouvelle, *jamais ils ne ressentiront les atteintes de la première.* Le contraire, nous insistons sur ce point, a lieu après le chancre induré. On peut avoir, à deux ou plusieurs reprises, de ces chancres rongeants, durant des mois et même des années, sans induration, par conséquent sans infection générale; puis il en viendra un nouveau qui s'indurera et entraînera des accidents constitutionnels. Ce dernier chancre, source d'une infection générale, se cicatrisera promptement. Une fois qu'un individu est atteint de vérole constitutionnelle, *les chancres qu'il contracte postérieurement ne s'indurent presque jamais, et ils revêtent généralement le caractère du chancre mou ou phagédénique.* Les chancres de ce nom sont très-douloureux et produisent souvent des hémorrhagies, parce qu'ils détruisent sur leur passage un certain nombre de filets nerveux et de vaisseaux d'un calibre notable. La cause la plus commune de la déviation du chancre de sa marche naturelle, celle qui le rend le plus souvent phagédénique, c'est l'excès des boissons alcooliques; aussi, M. Ricord appelle-t-il ces chancres : *œnophagédéniques* ou *vineux.* On les désigne aussi sous le nom de *chancres phagédéniques serpigineux*, parce qu'ils détruisent les tissus en serpentant, se guérissant d'un côté pendant qu'ils continuent de gagner de l'autre. Il arrive quelquefois qu'ils paraissent presque complétement guéris, une très-petite portion de leur surface restant seule à cicatriser... tout à coup, et sans cause connue, ils reprennent leur marche destructive. D'autres fois, ils prennent une forme particulière : ils dévorent les tissus sans entamer la peau, et filent plus ou moins loin au-dessous d'elle, pour aller la perforer de dedans en dehors, à une distance quelquefois assez grande de l'ulcération première. Les deux chancres qui paraissent dès lors exister n'en forment réellement qu'un, puisqu'ils communiquent ensemble sous l'espèce de pont cutané qui semble les séparer.

La forme gangréneuse que prennent souvent les chancres phagédéniques, par suite d'un excès d'inflammation, est extrêmement dangereuse quand elle s'étend à toute la surface du chancre; mais elle change profondément les caractères de la lésion, puisque le pus qui s'en écoule n'est plus inoculable sur le sujet qui en est porteur. Cette gangrène, qui vient compliquer le chancre, peut dégénérer en *pourriture d'hôpital;* mais, si les sujets ont le bonheur de surmonter ces accidents, l'ulcération guérira ensuite à la manière d'une plaie simple, comme si la gangrène avait détruit le principe virulent; dans ce cas, la gangrène apparaît véritablement comme un bienfait de la nature.

Le chancre induré ordinaire peut devenir phagédénique, mais le pus qu'il sécrétera ne sera pas inoculable sur le malade s'il n'est pas infecté de nouveau par du pus virulent. Néanmoins, il peut être virulent pour les autres.

§ VII

Quelquefois le chancre apparaît primitivement, et, dès sa période de progrès, avec toutes les apparences de l'induration, et pourtant il guérit fort bien sans laisser après lui les conséquences habituelles du chancre induré. Cela se voit quand il se développe dans les follicules sébacés qui entourent, en grand nombre, la couronne du gland, et existent dans le vagin ainsi que sous la peau. Ces follicules sont conformés comme de petites vessies ayant une ouverture très-étroite qui s'ouvre, à la surface de la muqueuse, à la manière d'un goulot de bouteille, avec un fond qui est beaucoup plus large; quand, par hasard, l'inoculation porte sur ces follicules, le pus virulent qu'ils sécrètent reste emprisonné dans leur intérieur et acquiert une certaine consistance, d'où résulte une induration apparente qui persiste tant que la paroi du follicule n'est pas détruite par l'effort de la matière purulente, dans un point de son étendue. Mais quand ces follicules se vident au dehors, on voit qu'il n'y avait pas là de chancre induré et que le pus qui en sort est inoculable.

Le chancre induré peut se produire sous la forme érythémateuse. Ces chancres sont superficiels, mais ils peuvent devenir profonds comme ceux que nous venons de décrire. Leurs bords ne se décollent pas à la manière des chancres phagédéniques. Autant les chancres non indurés ordinaires ont de tendance à s'agrandir, autant les chancres érythémateux tendent à se circonscrire.

§ VIII

On observe, dans la période de réparation du chancre,

des irrégularités qui sont l'objet de grandes discussions entre les syphilographes : nous voulons surtout parler des *végétations granuleuses* et *bourgeonneuses*. Ces végétations dites *vineuses* ou *framboisées*, à cause de leur couleur et de leur forme, peuvent se pénétrer de vaisseaux, s'organiser et rester à la place qu'occupait le chancre, formant ce que l'on appelle des *crêtes de coq*. A cette période, le chancre induré peut prendre l'aspect de *plaque muqueuse*, mais alors il n'en existe qu'une, tandis que les plaques muqueuses qui apparaissent dans la période secondaire sont multiples. Le chancre non induré peut prendre aussi cette forme, le pus qu'il continuera à sécréter étant inoculable sur le malade, et à plus forte raison sur les autres, tandis que celui du chancre induré ne le sera pas pour celui qui en est porteur, mais il peut l'être pour les autres.

La plaque muqueuse, qui provient de la déviation d'un chancre induré, a pour signe distinctif l'engorgement des ganglions lymphatiques voisins.

§ IX

Du chancre larvé.

Le chancre *larvé*, c'est-à-dire celui qui se trouve dans l'urètre, est placé ordinairement, dans sa portion balanique, tout près du méat ; mais il peut occuper tous les points de la longueur de ce canal. Ce n'est pas parce qu'il aura échappé à l'œil du praticien qu'il faudra en conclure qu'il n'existe pas. Lorsque le chancre est placé à l'extrémité antérieure du canal, on ne voit que la portion de l'ulcère qui se rapproche le plus du méat, et on ne peut pas apercevoir le reste de sa surface. Supposez le chancre situé plus profondément, on ne l'apercevra nullement, et il n'en existera pas moins.

Si, au lieu de commencer dans la portion de l'urètre qui est accessible à l'œil, le chancre a débuté dans celle qui ne l'est pas et qu'il s'étende d'avant en arrière, ce qui n'a rien d'impossible, il pourra acquérir une certaine étendue sans qu'on puisse l'apercevoir le moins du monde ; mais on pourra le sentir en pressant le canal en tout sens, surtout de bas en haut, comme pour faire ouvrir l'orifice du canal : le doigt percevra alors une petite dureté.

§ X

Diagnostic.

Pour bien visiter une femme, l'emploi du spéculum est indispensable. A partir du sixième jour jusqu'à l'expiration de la sixième semaine qui suit un coït suspect, il est impossible d'affirmer qu'une femme est ou n'est pas infectée. Mais, s'il s'est écoulé deux ou trois mois, et que cette femme n'ayant fait aucun traitement n'offre aucune éruption à la surface du corps, il est presque certain qu'elle n'est pas infectée constitutionnellement; toutefois, elle pourrait avoir un chancre phagédénique si bien caché dans les replis du vagin, qu'il échapperait à un examen attentif à l'aide du spéculum, même manié par un observateur habile.

Le toucher peut aussi servir à diagnostiquer les chancres qui se trouvent sur la lèvre antérieure du col utérin. Si l'utérus est en rétroversion, ce sera, au contraire, la lèvre postérieure qui s'offrira à ce mode d'examen. Il ne faut pas confondre avec un chancre les granulations si communes sur le col : à ce sujet, on se souviendra qu'elles occupent le pourtour du col, principalement sa lèvre postérieure et ses commissures, et qu'elles ont la forme de grains de millet, tandis que les chancres ont un cachet ulcéreux avec une teinte violacée plus foncée des tissus qui les entourent.

Pour l'homme, une inspection rigoureuse des parties suffira en y joignant le détail des circonstances dans lesquelles le chancre aura été contracté. Les mêmes renseignements sont, du reste, nécessaires pour les deux sexes. Après un interrogatoire bien dirigé, l'homme de l'art arrivera, le plus souvent, à recueillir une somme suffisante de renseignements pour lui apprendre s'il existe des chancres, et s'ils sont infectants ou non.

Tout en faisant la description du chancre infectant, nous avons souvent parlé du chancre non infectant (chancre mou ou non induré). Ce dernier ressemble tellement au chancre infectant, soit dans la manière de le contracter, dans son siége ou dans sa forme, qu'il faut avoir acquis une grande habileté dans la pratique pour le reconnaître au premier abord.

Nous allons exposer un petit résumé pour tâcher de faire comprendre les caractères qui les font distinguer l'un de l'autre. Le chancre infectant repose ordinairement sur une base indurée; le chancre non infectant, au contraire, repose sur une base molle qu'on ne peut distinguer des tissus sous-jacents. Les bords du chancre infectant sont lisses, taillés à pic; son fond est tapissé d'une membrane grisâtre qui sécrète du pus peu abondant, mêlé de sang d'une odeur fétide. Le chancre infectant se développe sans douleur; il s'indure du quatrième au sixième jour, souvent plus tôt, d'autres fois plus tard.

Le chancre non infectant a ses bords moins lisses, déchiquetés, frangés, plus rouges, son fond granulé; la suppuration est plus abondante, l'inflammation plus grande, ainsi que la douleur.

Le chancre infectant est plus rare et presque toujours solitaire; il a une grande tendance à se cicatriser, et prend rarement la forme phagédénique.

Tandis que le chancre non infectant est souvent multiple; il a une tendance très-grande à s'étendre et à prendre la forme rongeante phagédénique serpigineuse; il est, en outre, très-difficile à guérir.

Le chancre infectant, comme nous l'avons déjà dit, infecte toute l'économie, tandis qu'au contraire le chancre non infectant reste toujours local.

Quelques jours après l'induration, le pus que sécrète le chancre infectant perd la propriété de s'inoculer sur l'infecté lui-même, mais il conserve celle de pouvoir s'inoculer sur une personne saine. Après l'induration, il survient au voisinage du chancre l'engorgement par grappe des ganglions lymphatiques, qui s'engorgent ordinairement sans douleur et qui ne suppurent que très-rarement. On observe toujours un ganglion plus gros que les autres.

Quant au chancre non infectant, les ganglions ne s'engorgent que très-rarement, ou, s'il y a engorgement, il n'y en aura qu'un seul qui tendra fortement à s'enflammer et à suppurer. Il est accompagné de douleurs très-vives.

Avec tous ces caractères différentiels, il est encore très-difficile de pouvoir porter un diagnostic bien précis; il n'y a guère que l'induration seule qui puisse faire reconnaître le chancre infectant; mais, malheureusement, c'est que lorsque l'induration existe, l'infection est générale. Pour nous, nous croyons prudent de commencer le traitement comme si le chancre était infectant, c'est-à-dire d'avoir recours immédiatement à la cautérisation bien faite par une main exercée, et par conséquent de le réduire à une plaie simple qui se cicatrisera bientôt sans inconvénient.

Ceci nous prouve que la nature virulente du chancre ne peut être reconnue ni dans sa papule, ni dans sa vésicule, ni dans sa pustule, ni à sa forme, ni à sa profondeur, ni à la consistance de son fond, ni à son étendue, ni à sa durée, ni à sa couleur, ni à la forme de son pourtour, ni à l'aspect de ses bords, ni à celui de sa base, ni à celui du pus qui s'en écoule, ni enfin à son siége ; mais bien seulement par la spécificité du pus sécrété d'un chancre induré à sa période de progrès, qui a la propriété de produire infailliblement, si on le met en contact avec des tissus sains, non revêtus d'épiderme, un chancre virulent identique au premier. Un chancre qui n'aurait pas la propriété de se reproduire ainsi, ne serait pas un chancre virulent.

De l'histoire du chancre, telle qu'on vient de la lire, découlent naturellement les principes suivants, professés par M. Ricord :

« 1° Le chancre infectant est d'abord un accident local ;

» 2° L'infection constitutionnelle ne se fait que plus tard ;

» 3° Lorsque déjà la diathèse syphilitique existe, un nouveau chancre survenant reste généralement local ;

» 4° On peut être sous l'influence d'une diathèse syphilitique, ou avoir acquis l'immunité contre une nouvelle syphilis, sans la nécessité d'avoir des conditions données, des manifestations ou des accidents syphilitiques ;

» 5° Enfin, la syphilis se transmet des parents à leurs enfants, de la mère au fœtus par la circulation : mais, plus elle *vieillit*, plus elle approche de sa dernière phase (période tertiaire), et moins elle tend à se reproduire par la génération avec les traits de ses premières périodes :

alors peut-être elle modifie autrement la constitution des enfants. »

Nous ajouterons à ce résumé que le pus du chancre infectant en voie de progrès est toujours inoculable, tandis qu'il ne l'est plus pour le malade quand le chancre est arrivé à sa période de réparation ; enfin, qu'un chancre phagédénique ne se guérit pas tant que son pus reste inoculable.

§ XI

Pronostic.

Le pronostic du chancre induré est généralement peu grave en lui-même, si on le considère comme lésion locale ; mais il devient très-grave, si on réfléchit aux accidents constitutionnels qui en résultent. Non-seulement il est grave pour le malade lui-même, eu égard aux accidents qui surviennent du côté de la peau, des parties molles et des os, mais encore à cause de l'infection qui se transmettra à ses enfants, à ses petits-enfants, etc. On ne peut prévoir jusqu'à quelle génération pourrait se transmettre cette maladie sous ses diverses formes, si rien ne venait en atténuer la gravité.

La syphilis est certainement une des plus terribles maladies connues.

Tous les sujets ne sont pas aptes à contracter la vérole constitutionnelle : il faut avoir une constitution prédisposée à son développement. Les hommes, relativement en petit nombre, qui ne sont pas susceptibles de contracter cette affection, y sont dits réfractaires.

Quand on a eu une fois la syphilis constitutionnelle, on peut la contracter une seconde, mais ce fait est rare. Il en est de même des chancres non indurés, accidents primitifs : on peut en avoir de nouveaux aussi souvent qu'on s'y exposera, ou que l'inoculation sera répétée.

Le chancre non induré a une certaine gravité qui tient aux accidents locaux qu'il détermine quand il prend le caractère phagédénique; mais, une fois guéri, si l'inoculation ne vient plus introduire dans l'économie un ennemi nouveau, aucun accident ne sera à redouter pour l'avenir.

§ XII

Traitement du chancre et de ses accidents primitifs.

Quel que soit le temps qui s'est écoulé entre le coït suspect et le moment où l'homme de l'art est consulté, il doit cautériser le chancre, car on ne sait pas au juste combien de jours, après son début, le chancre devient une source d'infection; cependant on reconnaît généralement que ses propriétés *infectieuses* sont portées à leur plus haut degré, du deuxième au sixième jour après son apparition.

Premièrement, si le chancre n'est qu'à deux jours de date du rapport qui lui a donné lieu, il faut le cautériser fortement avec le crayon de nitrate d'argent qu'on aura soin de bien tailler, afin qu'il puisse atteindre le fond de l'ulcère. On pansera ensuite avec de la charpie sèche, très-fine, qu'on renouvellera deux ou trois fois par jour, et on laissera le chancre en repos, ne l'irritant en aucune façon. Ceci, joint seulement à un régime très-doux, amènera la guérison 99 fois sur 100.

Si on voyait que le chancre persistât, il faudrait le cautériser de nouveau et le panser avec du vin aromatique mêlé à la solution ferrée suivante :

Tartrate de fer et de potasse.........	10 gram.
Eau..............................	100

On n'a pas vu d'infection constitutionnelle, après une cautérisation faite du deuxième au sixième jour. Si donc on arrive du deuxième au troisième jour, on doit cautériser fortement, profondément. Si on est consulté plus tard, et que le chancre ne soit pas induré, mais qu'il ait pris ou semble vouloir prendre la forme phagédénique, on cautérisera encore, afin de changer la nature de la phlegmasie; si le chancre est cautérisé deux ou trois jours seulement après le coït suspect, le crayon de nitrate d'argent ne suffira pas à une cautérisation assez profonde; il faudra le remplacer par l'acide azotique mono-hydraté, ou par la pâte de Vienne; puis on pansera trois fois par jour avec de la charpie fine et sèche; et, si au bout de quelques jours, on ne voyait pas une tendance notable vers la guérison, on devrait cautériser encore avec le crayon, ou l'acide azotique, jusqu'à ce qu'un commencement de cicatrisation fût manifeste. Si on n'avait pas sous la main tous les caustiques ici désignés, mais seulement le crayon de nitrate d'argent, on s'en servirait sans perdre de temps, vu qu'il y a beaucoup de praticiens qui n'emploient que lui et s'en trouvent très-bien. Cette nouvelle cautérisation faite, on lavera l'ulcération avec le vin aromatique, dont nous avons donné plus haut la formule, et on recommandera au malade, quand il voudra changer la charpie, de l'humecter préalablement avec de l'eau, rougie de vin, afin de ne pas faire saigner l'ulcère et de ne pas déterminer, à sa surface, une irritation propre à en retarder la guérison.

S'il survenait des bourgeons charnus exubérants, on les cautériserait avec le crayon de nitrate d'argent; si cela ne suffisait pas, on attendrait un peu, puis on ferait une nouvelle cautérisation avec l'acide azotique mono-hydraté, après quoi on saupoudrerait la surface du chancre et la charpie destinée au pansement, avec la poudre suivante :

Poudre d'amidon..................	2 parties.
Calomel.........................	1 partie.

On combattrait l'inflammation, s'il s'en manifestait, avec des cataplasmes émollients de fécule de pommes de terre ou de farine de lin bien fraîche; avec des fomentations d'eau de têtes de pavots; enfin par l'application de quelques sangsues au voisinage du chancre, mais à une certaine distance. Il faudra être très-réservé sur l'emploi de ce dernier moyen. S'il y avait tendance à la gangrène, on devrait n'y pas recourir. Si les piqûres de sangsues se gangrenaient, on les saupoudrerait avec de la poudre de quinquina camphré; enfin, quelques purgatifs salins seraient indiqués dans ce cas.

Les chancres serpigineux seront cautérisés avec la pâte de Rousselot, en petite quantité, ou avec celle de frère Côme. Mais il sera mieux encore de leur substituer l'acide azotique mono-hydraté, dans lequel on trempera un pinceau qu'on promènera dans les anfractuosités de l'ulcère. Ceci fait, on saupoudrera avec la poudre d'amidon, et on pansera avec la solution ferrée indiquée plus haut. Pour calmer les douleurs qui résultent de cette opération, on appliquera, sur la partie, de la charpie imbibée d'une infusion à froid de racines de guimauve verte, contenant 4 grammes de laudanum par chaque 50 grammes de liquide; puis on recouvrira le tout de cataplasmes de carottes râpées. La cautérisation, comme on le voit, fait la base du traitement; on la renouvellera chaque fois que les progrès vers la guérison paraîtront se ralentir.

Lorsqu'on a affaire à un chancre induré, il faut le cautériser, et le panser de même avec de la charpie sèche. Si la guérison n'avait pas lieu, il faudrait cautériser de nouveau légèrement, de manière à blanchir seulement la surface des chairs; puis on panserait avec de la charpie enduite de la pommade suivante :

Axonge........................	30 gram.
Précipité blanc..................	1

On renouvellerait cette charpie deux fois par jour. S'il existait des bourgeons charnus, on les réprimerait par les mêmes moyens.

Il est bien entendu qu'il ne faut jamais panser les ulcères avec l'onguent mercuriel, ni administrer le mercure, avant qu'il soit bien constaté qu'il existe une infection constitutionnelle.

Ce traitement s'applique aussi aux personnes qui sont sous l'influence de la diathèse syphilitique ; seulement, dans ce cas, comme il y a infection constitutionnelle, on devra donner des antisyphilitiques, tels que les mercuriaux et les amers, que nous indiquerons quand nous parlerons des accidents secondaires. Mais il faudra bien se garder d'administrer le mercure si le chancre n'est pas induré. Si on peut cautériser ce dernier avant le sixième jour, et que cette petite opération soit bien faite, on aura très-rarement besoin de recourir à ce médicament.

Le traitement sera complété par un régime doux qui devra être, en même temps, plus ou moins tonique, suivant la constitution des individus et l'état des chancres. Si les sujets sont scrofuleux ou tuberculeux, on leur donnera des viandes rôties et du gibier, des vins généreux, tels que le vin de Bagnols, des préparations de fer et de quinquina, des tisanes amères, etc... On leur recommandera beaucoup de distraction, une habitation exposée au soleil, et l'observation rigoureuse des règles de l'hygiène. Si la complication est de nature scorbutique, on prescrira les viandes blanches, les légumes frais, les fécules, et l'huile de foie de morue, qui, du reste, convient aussi dans le cas précédent. Le régime des scrofuleux et des tuberculeux doivent aussi être conseillé aux personnes qui sont sous l'influence d'une ancienne maladie syphilitique.

Règle générale : il faut, dans le traitement du chancre, n'employer la saignée qu'avec une excessive réserve et dans les cas tout à fait impérieux; souvent en effet elle aggrave la lésion, notamment en tendant à lui donner la forme serpigineuse.

CHAPITRE IX

TRAITEMENT PROPHYLACTIQUE DE LA SYPHILIS ET DE LA BLENNORRHAGIE

Nous allons indiquer dans ce chapitre les moyens que, dans l'état actuel de la science, nous croyons devoir conseiller dans le but de se préserver de cette redoutable maladie.

Nous devons ici considérer séparément : d'une part, la personne qui, étant saine, s'expose à l'infection; d'autre part, celle qui, étant déjà malade, peut infecter la première.

La personne saine devra éviter toute lotion ou injection avant le coït suspect, parce que la matière sécrétée par la membrane muqueuse des parties génitales (*smegma*) sert à cette dernière d'enduit protecteur contre le virus, à la manière d'un corps gras. Il serait bon, dans ce moment, de graisser les parties de beurre de cacao ou, à son défaut, de cérat très-frais. Si un examen attentif (examen qu'il ne faut jamais négliger) décelait la présence de quelque éraillure ou de quelque petit bouton, il faudrait s'abstenir de tous rapports.

L'emploi des capotes anglaises est un moyen auquel il ne faut pas se fier, parce que ces capotes peuvent être trouées ou avoir servi à des gens qui n'étaient pas sains.

Il faut surtout abréger le plus possible la durée des rapports, et uriner immédiatement après l'accomplissement de l'acte; puis se lotionner avec de l'eau fraîche, à laquelle on aura ajouté pour chaque verre une cuillerée à café d'ammoniaque liquide, ou une petite quantité de chlorure de potasse ou de soude, d'acide azotique ou tartrique, d'eau de Cologne, d'un vinaigre aromatique quelconque, d'eau sédative, de solution de sublimé, etc... Tous les acides étendus d'eau, en proportion variable selon la sensibilité des tissus chez la personne, peuvent être employés. Les préservatifs, particulièrement celui de M. Rodet, ex-chirurgien de l'hôpital de l'Antiquaille de Lyon, sont aussi fort utiles.

L'emploi de chlorure de soude est fort commode : on mettra dix parties d'eau pour une de chlorure.

Formules du liquide neutralisant de M. Rodet :

N° 1.

Eau distillée		32 gram.
Perchlorure de fer solide	aa..	4
Acide citrique		
Acide chlorhydrique		1

N° 2.

Eau distillée		32 gram.
Perchlorure de fer	aa..	4
Acide citrique		
Acide chlorhydrique		2

N° 3.

Eau distillée		32 gram.
Perchlorure de fer	aa..	4
Acide citrique		
Acide chlorhydrique		

N° 4.

Eau distillée	32 gram.
Perchlorure de fer	4
Acide chlorhydrique	6

Se laver après le rapport suspect avec de l'eau savonneuse, puis ensuite faire des lotions avec ce liquide, et en imbiber une petite bandelette de linge qu'on laissera séjourner plus ou moins longtemps, suivant les cas. L'application du liquide variera de une heure à douze heures après le rapport suspect.

Si l'intervalle du temps après l'acte vénérien et le moment de l'application a été très-court, on laissera la préparation pendant une heure; mais si on retarde plusieurs heures, il faudra laisser l'application pendant au moins douze heures, et on lavera ensuite la partie avec de l'eau fraîche pendant plusieurs jours.

Les individus dont la muqueuse génitale est sèche et pourvue d'un épithélium épais doivent employer le liquide de la formule n° 3, qui est le plus actif et le plus sûr dans ses résultats. Ceux dont la membrane est un peu plus délicate doivent préférer la formule n° 2 (Rodet).

On a recouvert de ce préservatif des inoculations pratiquées sur des parties de la peau, préalablement dépouillées de leur épiderme, et il a parfaitement réussi.

Le surlendemain de l'application du préservatif, nous conseillons d'examiner les parties, pour s'assurer qu'il ne ne s'y est produit aucun bouton. Si on en découvre, il faudra, pour plus de sécurité, les cautériser avec le crayon de nitrate d'argent, puis panser avec un peu de charpie sèche, ou enduite d'une légère couche de cérat.

La seconde personne, celle qui est malade et qui peut infecter l'autre, devra, si elle le sait, se refuser à tous rapports. Si la voix de la conscience ne parle pas assez haut en elle, elle devra du moins, avant de s'y livrer, se lotionner avec un des liquides ci-dessus indiqués. Si c'est une femme, elle fera des injections répétées; si c'est un homme, il devra se lotionner longtemps. Le plus honnête et le plus moral serait certainement de s'abstenir jusqu'à complète guérison. Si les personnes qui sont infectées comprenaient l'étendue des dangers qui vont en résulter pour celles qui s'exposent à l'infection; si elles se rendaient bien compte de ceci : qu'elles vont peut-être empoisonner la vie entière d'un de leurs semblables, qui n'est coupable que de trop de faiblesse, nous aimons à croire qu'il en serait bien peu qui ne reculassent devant un acte d'aussi cruelle indifférence.

En prenant toutes les précautions indiquées, les chances d'infection diminuent considérablement; cependant il reste encore des craintes à avoir, et nous allons nous efforcer de les lever en indiquant le moyen de pourchasser le virus.

On devra lotionner les parties, pendant trois ou quatre jours après le coït, avec une eau aciduléc assez faible pour ne pas les irriter.

Principalement pendant les cinq à six jours qui suivront

les rapports suspects, il faudra surveiller attentivement l'état des organes génitaux, pour voir s'il ne s'y développe pas quelques-uns de ces petits boutons qui ne sont autre chose qu'un chancre à sa première période. Si on en apercevait, il faudrait, alors même qu'on ne serait pas parfaitement édifié sur leur nature, les cautériser avec le crayon de nitrate d'argent ou l'acide azotique mono-hydraté, qui est préférable, ou mieux encore avec la pâte de Vienne. Si des chancres se développent dans l'urètre ou dans le vagin, l'inspection devient difficile pour la femme qui voudrait se visiter elle-même; il faut alors de toute nécessité recourir au spéculum. L'homme a bien plus de facilité à s'examiner lui-même; en découvrant le gland et en pressant le canal d'arrière en avant, s'il en sort un liquide muqueux et puriforme mêlé de sang, cela indique la présence d'un chancre intra-urétral, qu'on devra cautériser avec le porte-caustique de M. Lallemand; après quoi on fera dans le canal quelques injections vineuses opiacées.

Nous le répétons : les organes génitaux ne sont pas seuls exposés à l'infection; toutes les parties du corps où il existera une éraillure qui se trouvera accidentellement en contact avec le virus, pourront lui servir de porte d'entrée dans l'économie. Il est donc important de ne pas se souiller les mains avec le liquide provenant de la sécrétion des organes génitaux; ou, si on l'a fait, de ne les porter sur aucune partie de son corps avant de les avoir lavées avec de l'eau de Cologne étendue d'eau, ou avec une de ces eaux acidulées dont nous avons parlé plus haut. Les mains sont par elles-mêmes très-propres à faciliter l'introduction du virus, à cause de la fréquence des éraillures, crevasses, petites plaies diverses dont elles sont le siége, et particulièrement de la présence, au voisinage des ongles, de ces petits soulèvements épidermiques qu'on nomme *envies*.

Si on se conforme exactement aux préceptes que nous venons d'indiquer et si, un chancre étant survenu en dépit de leur observation, on lui oppose le mode de traitement exposé dans le chapitre précédent, une infection générale deviendra impossible; il suffira pour cela de n'y mettre aucune négligence.

Nous recommanderons, en terminant, aux hommes qui ont le prépuce long et étroit, d'apporter plus d'attention encore à l'emploi de ces moyens préservatifs, et mieux, de se faire exciser une portion du prépuce, afin de donner moins de prise au virus.

Enfin, comme l'a dit spirituellement M. Ricord, le seul préservatif certain des maladies vénériennes, c'est de ne pas s'y exposer.

CHAPITRE X

DU BUBON

On appelle plus particulièrement *bubons*, ou *poulains*, certaines tumeurs des aines venues à la suite des rapports sexuels. Survenues dans les autres régions, et dans des circonstances différentes, on les nomme *adénites*. On les désigne par le mot *adénopathies*, quand un grand nombre de ganglions lymphatiques sont engorgés à la fois.

Il y a deux âges dans la vie où l'on rencontre plus spécialement les engorgements ganglionnaires : dans l'enfance, les ganglions de toute la partie du corps située au-dessus de l'ombilic y sont extrêmement sujets ; dans l'âge adulte, ce sont, au contraire, ceux de la moitié inférieure du corps. Il y a, en effet, chez l'enfant une vitalité prodigieuse des organes supérieurs, ainsi que l'attestent l'accroissement rapide du cerveau et le travail de la dentition ; chez l'adulte, ce surcroît de vie se reporte vers les organes de la génération, qui ont besoin de prendre un certain développement pour remplir les importantes fonctions que la nature leur a assignées.

On divise les bubons en *vénériens* et en *scrofuleux.*

Les bubons vénériens sont *primitifs* ou *constitutionnels.*

On ne connaît pas toujours la cause des bubons ganglionnaires (adénopathies). Les trois quarts des bubons dits *d'emblée* sont scrofuleux ; ils sont déterminés par des chaussures trop étroites, des écorchures aux jambes, aux pieds, aux bras ou aux mains. L'état lymphatique et scrofuleux y prédispose.

Tous les bubons vénériens qui se développent d'emblée en apparence, ont un chancre pour point de départ. Soit que les malades aient intérêt à en cacher la cause, soit que le chancre se trouve situé dans un endroit qu'ils ne veulent pas avouer, soit enfin que l'on ait été appelé trop tard, et que le chancre qui leur a donné naissance ait eu le temps de se cicatriser, on peut être sûr qu'il existe ou qu'il a existé un chancre, qui a servi de point de départ pour enflammer le système lymphatique.

Le bubon inguinal est presque toujours précédé d'une blennorrhagie, d'un chancre ou d'une balanite. S'il est superficiel, il se développera d'autant plus aisément qu'il y aura des causes qui y aideront, telles que la fatigue, des frottements rudes et répétés, la constitution lymphatique ou l'état scrofuleux du malade, etc.....

Le bubon qui est survenu à la suite d'une blennorrhagie simple est unique ; s'il suppure, le pus n'est pas inoculable.

Les chancres qui sont situés au frein du prépuce, ou à la couronne du gland, près du frein, occasionnent très-fréquemment des bubons. Plus il y aura de chancres, plus les bubons pourront être nombreux. Les femmes y sont moins sujettes que les hommes, par suite de la conformation anatomique de leurs organes génitaux, qui rend le chancre et la blennorrhagie urétrale plus rares chez elles.

Les bubons se déclarent vers la fin du premier septénaire, au 8e, 12e, 21e jour et quelquefois plus tard, à partir du début de l'urétrite. C'est presque toujours vers la fin d'une blennorrhagie ou de la période inflammatoire d'un chancre qu'ils se développent. Il n'y a pas de chancres indurés sans bubons ganglionnaires (adénopathies). Ces bubons sont formés par la réunion de plusieurs ganglions engorgés et augmentés de volume. C'est vers le passage du deuxième au troisième septénaire qui suivent le moment de la contagion, qu'on les voit apparaître. Il y en a toujours un plus volumineux que les autres : c'est celui qui aurait suppuré, si le chancre ne s'était pas induré. Les bubons d'un petit volume sont sans douleur, ni chaleur ; ils ne suppurent jamais ; ils restent mobiles sous la peau, qui ne change pas de couleur à leur endroit. Le chancre non induré ne produit qu'un ganglion (bubon monoganglionnaire), qui a une grande tendance à suppurer.

Tout bubon qui est l'effet d'un chancre non induré est virulent, et suppure plus facilement que ceux qui sont le résultat d'une blennorrhagie. Suivant M. Ricord, l'individu qui en est porteur n'a pas habituellement à craindre d'infection constitutionnelle.

Voici quelques caractères différentiels de ces diverses espèces de bubons :

Lorsqu'un malade se présente avec une blennorrhagie accompagnée d'un seul bubon inflammatoire et d'un chancre non induré, si ce chancre n'est pas actuellement enflammé, il y a lieu de croire qu'il n'est pas vénérien. D'autres fois, le malade sera porteur seulement d'engorgements ganglionnaires : s'ils sont de nature scrofuleuse, les ganglions sont profonds et soudés entre eux ; tandis que, s'ils dépendent de la syphilis, ils seront superficiels et non soudés entre eux.

Les engorgements ganglionnaires qui sont causés par un chancre non induré suppurent presque toujours.

§ I

Marche des bubons inflammatoires.

Comme nous l'avons déjà dit, c'est vers la fin d'une blennorrhagie simple ou virulente, ou au bout de huit à quinze jours de durée d'un chancre, que le malade ressent un malaise, un tiraillement à l'endroit où le bubon va se développer. Il y sent avec son doigt un ou plusieurs ganglions tuméfiés, douloureux, roulant sous la peau ; ensuite, l'inflammation augmentant, il y en a un qui se développe plus que les autres ; les tissus environnants s'engorgent à mesure que la phlegmasie les gagne ; la peau devient adhérente aux ganglions et rougit ; le ganglion qui la soulève augmente de volume, en même temps que des douleurs plus intenses s'y font sentir ; la marche est rendue difficile, et même impossible ; enfin la douleur devient très-intense, et il s'y joint un mouvement fébrile qui acquiert plus d'intensité au moment de la suppuration.

Le bubon débute quelquefois à l'état chronique, c'est-à-dire sans douleur; on l'appelle alors *bubon indolent*. Il se développe progressivement, mais avec lenteur, sans qu'il y ait ni rougeur à la peau, ni chaleur, ni fièvre, et atteint parfois un volume considérable, qui varie de celui d'un œuf de pigeon à celui d'un œuf de poule. Ces tumeurs ont généralement la forme d'un ovoïde, dont le grand axe est dirigé dans le même sens que le pli de l'aine. Le bubon se trouvant dans cet état indolent et chronique, il arrive quelquefois tout à coup que des douleurs vives s'y font sentir, que la chaleur et la suppuration s'y montrent avec tous les autres symptômes du bubon aigu.

Lorsqu'on parvient à enrayer le développement d'un bubon et à le faire se terminer par résolution, sa durée n'est que de huit jours et quelquefois de moins encore. Mais, si on n'a pas pu en arrêter la marche, et qu'il arrive à suppuration, sa durée sera d'un mois, six semaines et plus. S'il prend la forme chronique, le bubon pourra se terminer sans suppuration, c'est-à-dire par résolution : c'est le cas le plus heureux.

Quand les bubons sont constitutionnels, ils ne s'accompagnent d'aucunes douleurs et ne suppurent jamais.

§ II

Pronostic.

Il est toujours grave, sous deux points de vue : premièrement, à cause des accidents que cause la suppuration, tels que les décollements de la peau, qui sont quelquefois très-étendus, surtout chez les scorbutiques, les tuberculeux, les individus déjà minés par une affection syphilitique ancienne, et ceux qui habitent des lieux humides et malsains. La suppuration est quelquefois tellement abondante, qu'elle peut entraîner la mort du malade. Quand, par excès d'inflammation, la gangrène et la *pourriture d'hôpital* apparaissent à la surface d'un bubon ulcéré, c'est là aussi une circonstance très-fâcheuse. Lorsqu'un bubon a suppuré, il laisse toujours des cicatrices indélébiles qui affectent beaucoup les malades, et peuvent devenir l'origine de troubles très-graves dans leurs ménages.

La seconde considération qui rend grave le pronostic du bubon, c'est qu'il peut, comme le chancre, déterminer, quand il est syphilitique, une infection générale.

§ III

Traitement.

On commencera par mettre le malade au repos absolu. On lui fera boire de la tisane d'orge, ou de graine de lin miellée. Des cataplasmes de farine de lin, arrosés de 25 à 30 gouttes de laudanum, seront appliqués sur la tumeur, la peau ayant été préalablement enduite de pommade de belladone ou d'onguent napolitain et d'extrait de belladone à parties égales. Si l'inflammation paraît très-vive, on fera au périnée une application de sangsues, dont le nombre variera selon l'intensité de la phlegmasie et la constitution du malade. Si on reconnaît à la fluctuation la présence du pus, on ouvrira la tumeur, sans attendre que la fonte purulente l'ait envahie tout entière, prenant bien garde de confondre une hernie avec un bubon, car cette méprise entraînerait la mort du malade. On peut ouvrir la tumeur par des ponctions multiples pratiquées le plus tôt possible. Si on ne fait qu'une incision, on la dirigera dans le sens du pli de l'aine, et on lui donnera le moins d'étendue qu'on pourra. Si, en ouvrant par ponction, on s'apercevait qu'une seule ne suffit pas, il faudrait en faire une seconde. Si la peau était très-amincie, on se contenterait d'une seule incision. Si le bubon était virulent, on exciserait la peau décollée; on entretiendrait, au moyen d'une mèche, l'écoulement facile du pus, et on cautériserait vigoureusement le fond du foyer avec le crayon de nitrate d'argent. Cette forme de bubon exige aussi des pansements fréquents (3 ou 4 par jour).

Traitement des bubons constitutionnels et scrofuleux. — On leur oppose les frictions mercurielles, celles avec la pommade d'iodure de plomb, l'application d'un emplâtre de Vigo, celles de briques chaudes, surtout pour les bubons scrofuleux, la compression, etc... Les vésicatoires pansés avec l'onguent mercuriel sont quelquefois utiles. L'iodure de potassium à l'intérieur, et surtout les pilules de proto-iodure d'hydrargyre (une ou deux par jour d'abord, puis à dose croissante), sont les meilleurs moyens généraux à opposer aux bubons syphilitiques. Les tisanes amères, l'huile de foie de morue, une bonne nourriture, un air pur et une habitation saine viennent compléter le traitement.

CHAPITRE XI

DES ACCIDENTS SECONDAIRES DE LA SYPHILIS

L'infection syphilitique générale résulte de l'absorption du virus par les vaisseaux absorbants veineux et lymphatiques.

Les lésions dont elle s'accompagne sont généralement regardées comme contagieuses; ce fait n'est plus douteux.

Le premier accident général de la vérole, c'est l'empoisonnement du sang, qui s'appauvrit, se déglobulise, et perd de ses qualités nutritives habituelles; si bien que les malades ne tardent pas à dépérir, et deviennent plus ou moins promptement anémiques, selon leur tempérament.

Les accidents du côté de la peau et des différents tissus apparaissent ordinairement dans les quatre ou six semaines qui suivent la contagion; ils peuvent cependant se faire attendre davantage : deux, trois, quatre, et même six mois, mais jamais plus tard. Supposons un individu ayant une blennorrhagie avec des chancres qu'il n'aurait pas cautérisés, et n'ayant pris que du cubèbe ou du copahu avec une tisane adoucissante d'orge ou de graine de lin : si cet individu ne voit pas au bout de six mois survenir quelqu'un des accidents secondaires que nous allons décrire, il pourra être tout à fait rassuré par rapport à la syphilis constitutionnelle. Le retard dans la manifestation des symptômes que nous allons énumérer dépend de bien des circonstances, telle qu'une bonne constitution, une bonne santé antérieure, une vie régulière, l'absence de tout excès, une température douce et uniforme, etc...

§ I

Siége et caractère des accidents secondaires.

L'infection se trahit d'abord par l'engorgement des ganglions postérieurs et latéraux du cou, des ganglions occipitaux, de ceux situés au voisinage des apophyses mastoïdes, derrière les oreilles; enfin d'un grand nombre d'autres. Il ne faudrait pas conclure de cet engorgement des ganglions cervicaux, que le chancre qui a donné lieu à l'infection était situé dans le voisinage du cou, et a déterminé leur intumescence, comme un chancre induré amène celle des ganglions qui l'avoisinent : il n'est nullement besoin que le chancre d'où est partie l'infection soit placé à la partie supérieure du tronc, pour que les ganglions cervicaux soient engorgés. Ces ganglions, devenus le siége d'engorgements secondaires, sont plus nombreux au voisinage d'un chancre induré. Il est d'ailleurs des individus qui sont prédisposés à ces accidents par leur constitution lymphatique, ou même par la diathèse scrofuleuse. La jeunesse en favorise aussi le développement; ils sont plus rares dans un âge avancé.

Ces engorgements sont indolents, mobiles sous la peau, et ne suppurent pas, à moins de complication scrofuleuse. On conçoit, en effet, surtout si on se rappelle combien la *scrofule* favorise la formation du pus, qu'un individu qui porte déjà des engorgements strumeux des glandes lymphatiques soit plus exposé qu'un autre à voir son bubon se terminer par suppuration, l'infection syphilitique n'y mettant d'ailleurs aucun empêchement. S'ils ne sont pas habituellement douloureux, ces engorgements occasionnent néanmoins une certaine roideur dans le cou; de plus, comme ils acquièrent fréquemment le volume d'une noisette, et même davantage, ils peuvent comprimer les nerfs et amener des douleurs névralgiques à la surface du crâne, particulièrement au front, quelquefois même la paralysie du nerf facial. Ces douleurs se font sentir principalement la nuit. Elles sont mobiles, n'augmentent pas par la pression, mais deviennent plus vives par l'effet de la chaleur. On peut donner comme un de leurs caractères les plus remarquables, la rapidité avec laquelle elles cèdent aux pilules de proto-iodure d'hydrargyre. Concurremment avec les engorgements dont nous venons de parler, le malade ressent dans les membres, au voisinage des jointures, des douleurs qu'on pourrait croire de nature rhumatismale, surtout s'il avait eu déjà des rhumatismes. Les deux maladies peuvent envahir à la fois l'économie; ou bien, quoique étant déjà affecté de syphilis, on peut contracter un rhumatisme articulaire, d'autant plus facilement que la première de ces affections semble prédisposer à l'autre.

L'alopécie, ainsi que les accidents de la peau et des membranes muqueuses, apparaissent en même temps que la tuméfaction des ganglions et que les douleurs au voisinage des jointures. Disons de suite que ces accidents peuvent revêtir toutes les formes des maladies cutanées non syphilitiques, ces formes variant d'ailleurs d'après la constitution des individus. Ces éruptions portent le nom générique de *syphilides*. Il en est qui prennent un caractère pustuleux, d'autres qui ne suppurent pas. Les premières s'observent chez les sujets lymphatiques, scrofuleux ou scorbutiques. Un certain nombre de ces accidents précèdent de beaucoup les autres dans leur apparition : ce sont les éruptions syphilitiques *précoces;* tandis que les autres sont dites *tardives*. Les syphilides peuvent siéger partout où s'étend le tégument externe, et jusque sous les ongles; mais elles sont plus communes à la tête qu'au tronc, et au tronc qu'aux membres. Leurs formes les plus habituelles sont la *roséole exanthématique*, des pustules surmontées de petites croûtes, d'autres fois des papules. Leurs formes les plus fréquentes et les plus hâtives sont aussi les plus confluentes. Plus les accidents du côté de la peau s'éloignent du moment de la contagion, plus ils sont discrets. Tous ceux qui apparaissent disséminés dépendent de récidives de la syphilis, et revêtent divers aspects ecthymateux, psoriques ou ulcéreux.

Les éruptions roséoleuses sont formées de taches arrondies, d'une couleur cuivrée, dont la teinte est surtout tranchée aux membres inférieurs. Ensuite se montre la roséole papuleuse, qui offre au plus haut degré cet aspect cuivré.

Ces éruptions n'occasionnent généralement pas de démangeaisons, à moins qu'elles n'occupent la tête ou les parties génitales, ou bien encore qu'il n'y ait eu une affection prurigineuse antérieure. Elles ne sont jamais précédées de fièvre. La forme papuleuse se complique moins souvent de démangeaisons vives que la forme roséoleuse, mais elle a plus de tendance à suppurer, surtout lorsqu'elle occupe la tête. Elle se rencontre assez fréquemment sur le tronc (papules crustacées), aux parties génitales, à la face interne des cuisses, aux grandes lèvres, dans le vagin, à l'anus, au scrotum, au prépuce, dans la bouche, dans le pharynx, au nez, aux aisselles, partout où la peau sécrète beaucoup. Dans ces divers endroits, ce genre d'éruption apparaît sous la forme de papules muqueuses, ce qui est dû à l'humidité des parties, qui empêche les croûtes de se former. Ces papules sont généralement très-abondantes, et rapprochées les unes des autres; en s'agrandissant, elles se confondent, et constituent ce qu'on appelle des *plaques muqueuses*. Ces papules et ces plaques muqueuses sont blanches, et ressemblent à des cautérisations qu'on aurait faites avec le crayon de nitrate d'argent.

La forme papuleuse est celle que revêtent le plus communément les accidents secondaires, qui occupent les parties génitales, le pourtour de la bouche et tous les points où la peau se rapproche des membranes muqueuses, par l'abondance des sécrétions qu'elle fournit. Ces papules ou plaques laissent suinter une sérosité très-irritante, qui occasionne parfois des écoulements blennorrhagiques, mais n'est nullement inoculable sur le malade, quoiqu'il pourrait l'être sur toute autre personne. Quand ces plaques muqueuses, irritées par leur frottement les unes contre les autres, s'hypertrophient notablement, elles prennent le nom de *végétations*. Ce serait une grande erreur de croire qu'il n'y a point de végétations sans vérole, car le plus grand nombre, au contraire, ne dépend pas de la syphilis. Nous avons dit aussi, en parlant du chancre non induré, qu'il y avait de ces ulcérations qui prenaient par le frottement l'aspect des plaques muqueuses. Ces dernières se distinguent des véritables plaques muqueuses, en ce que le pus qu'elles fournissent est éminemment inoculable.

§ II

Traitement des accidents secondaires.

Il faut commencer ce traitement le plus tôt possible; car plus on sera près du début de la maladie, plus il sera facile de la guérir. Moins le malade aura employé déjà de moyens curatifs, mieux cela vaudra. Si c'est une femme, on ne craindra pas de poursuivre le traitement pendant la période menstruelle, ou la grossesse à toutes ses périodes. Il y a, en effet, plus d'avantage pour l'enfant à traiter la mère qu'à laisser la diathèse s'aggraver en elle. Si on suit une pratique opposée, l'enfant ne viendra très-probablement pas à terme; pourtant, toutes choses égales d'ailleurs, le traitement est plus avantageux pour l'enfant quand la grossesse est avancée. Cette position exige, bien entendu, que e praticien surveille, avec une sollicitude extrême, les effets des moyens qu'il emploie.

Lorsqu'on a bien constaté l'infection syphilitique, l'engorgement des ganglions lymphatiques, et l'induration d'un chancre; lorsqu'on a soigneusement recueilli de la bouche du malade tous les renseignements propres à fixer le praticien sur la nature des accidents qui s'offrent à ui, les préparations hydrargyriques sont, encore aujourd'hui, les meilleures connues qu'on puisse leur opposer.

Avant de commencer le traitement, il faut s'enquérir de l'état de l'estomac et des intestins, ainsi que de celui des voies aériennes. Si l'estomac est mauvais, on fera absorber les remèdes par la peau, ou on les administrera en lavements.

On commencera par donner une pilule, contenant 5 centigrammes de proto-iodure d'hydrargyre, associé avec de l'extrait de pissenlit, de la thridace ou de la conserve de roses. On peut y joindre un peu d'extrait gommeux d'opium, comme agent de tolérance.

Les pilules de M. Ricord sont une bonne préparation. Nous en dirons autant du sirop de deuto-iodure de M. Gibert.

Formule des pilules de M. Ricord :

Proto-iodure d'hydrargyre..... } Thridace.................. }	aa..	3 gram.
Extrait gommeux d'opium.........		1
Conserves de roses................		6

M. S. A.

(*Pour 60 pilules.*)

On commencera par une ou deux chaque jour.

Les pilules de Plumer sont fort utiles. On en donnera de deux à trois dans la journée.

Dans la forme tuberculeuse, on se trouvera bien des pilules de M. Puche, et de la liqueur de Van Swieten (une cuillerée à bouche par jour dans un verre de tisane amère). Si on préfère la formule de M. Ricord, qu'on ait, ainsi que nous l'avons recommandé, commencé par une pilule chaque jour, et cela sans obtenir aucune modification avantageuse, on augmentera d'une pilule tous les huit jours, jusqu'à effet produit. On peut aller jusqu'à quatre et même jusqu'à six dans les vingt-quatre heures, pourvu qu'on y arrive graduellement. Mais il faut bien se garder de commencer par cette dose, ni d'en laisser prendre à jeun à son malade. C'est entre les repas, trois heures avant, ou quatre heures après que le remède est administré le plus avantageusement.

On devra continuer ce traitement pendant cinq à six mois, si on veut obtenir une guérison solide, durable, et persévérer longtemps après la disparition des manifestations syphilitiques.

Concurremment avec ces moyens principaux, on tiendra le ventre libre, on prescrira des tisanes amères (trois verres dans les vingt-quatre heures), telles que celles de houblon, de douce-amère, de salsepareille, de quassia-amara, que l'on pourra édulcorer avec les sirops de gentiane et de Cuisinier, à parties égales. La tisane de Feltz est aussi alors particulièrement recommandée. On y joindra avec avantage les ferrugineux. Un puissant moyen est le sirop de deuto-iodure ioduré d'hydrargyre, de M. Gibert. On en donnera d'abord une cuillerée à bouche; au bout d'une quinzaine, s'il n'y a pas d'effet produit, on augmentera d'une demi-cuillerée, et on pourra aller jusqu'à deux cuillerées par jour. Une bonne nourriture, l'usage de vins généreux, du gibier, des viandes noires, la distraction, l'exposition du corps au soleil, une chaleur tempérée et uniforme de 14° à 15°, sont d'excellents auxiliaires que le praticien ne devra pas oublier. Il proscrira presque absolument ici l'emploi de la saignée, et permettra des bains de propreté, tout en en défendant l'abus. On peut, lorsqu'il y a des taches et des croûtes nombreuses à la surface de la peau, joindre sans inconvénient à ce traitement quelques bains de sublimé (16 grammes par bain). On peut aller jusqu'à 30 et même 50 grammes, ayant soin d'ajouter toujours une certaine quantité d'alcool pour favoriser la dissolution du médicament.

On combattra les éruptions sèches et croûteuses par les fumigations de cinabre, qui pourront être faites à domicile. Pour cela, on prendra un cercle de tonneau, qu'on fixera horizontalement, et autour duquel retombera une couverture de laine dont s'enveloppera le malade, ne laissant au dehors que sa tête; il s'assiéra dans l'intérieur du cercle sur une chaise en canne; puis on jettera sur une plaque de fer battu, préalablement rougie au feu, de huit à vingt grammes de cinabre en plusieurs paquets successifs, faisant bien attention à ce que la fumée qui en résulte ne s'échappe pas de l'intérieur de la couverture.

Lorsque l'estomac ne peut supporter ni les pilules, ni le sirop de deuto-iodure ioduré d'hydrargyre, ce qui est rare, car ce sont les deux préparations hydrargyriques les plus douces, les plus facilement tolérées, il faut avoir recours aux frictions sur la peau avec l'onguent napolitain récemment préparé (de 4 à 8 grammes par jour). Ces frictions seront faites à la partie interne des cuisses et des bras et sous les aisselles. On y joindra les fumigations de cinabre telles que nous venons de les décrire.

L'emploi des frictions hydrargyriques est absolument contre-indiqué quand il existe un chancre phagédénique.

Pendant toute la durée du traitement par les frictions, le malade prendra tous les trois jours un bain simple, afin d'entretenir la peau dans un état de propreté parfaite, et d'augmenter ses facultés absorbantes. Il devra éviter de se refroidir pendant les frictions, dont chacune sera prolongée pendant quinze à vingt minutes. On fait ordinairement ces frictions sur la même partie du corps pendant huit jours de suite, puis on la laisse reposer pour en prendre une autre, et l'on n'y revient qu'au bout de quelque temps.

Il peut survenir de la salivation par ces deux modes de traitement. Lorsqu'on s'en aperçoit, il faut suspendre tout agent hydrargyrique jusqu'à ce que la salivation ait cessé, et n'en recommencer qu'alors l'emploi. On combattra la salivation par des gargarismes faits avec un verre et demi d'une décoction d'orge additionnée de :

Alun pulvérisé.....................	3 gram.
Miel rosat........................	30

(S'en gargariser plusieurs fois dans la journée.)

S'il survenait des engorgements à la surface du corps, on les recouvrirait d'emplâtre de Vigo. On se comporterait de même vis-à-vis de toute tuméfaction ganglionnaire ou papuleuse, dont on voudrait obtenir une prompte résolution, comme quand, par exemple, elles apparaissent au front. Le sparadrap de Vigo est alors d'un usage aussi commode qu'efficace. Les papules guérissent aussi très-bien par l'emploi du cérat au précipité blanc ou au précipité rouge.

Celui ainsi composé :

Axonge........................	30 gram.
Précipité blanc....................	3

améliore promptement le pityriasis du cuir chevelu.

Quand un malade aura scrupuleusement suivi ce traitement pendant quelque temps, et que les lésions existantes n'en seront pas amendées, ainsi que cela arrive quelquefois, surtout quand on est très-éloigné du moment de la contagion, ou qu'on a affaire à des sujets scrofuleux, tuberculeux ou scorbutiques, ce sera un indice que les accidents qu'on aura sous les yeux seront de nature tertiaire. Il faudra alors renoncer au traitement hydrargyrique pour y substituer l'iodure de potassium, qui est tout-puissant dans cette période de la syphilis, associé aux ferrugineux et aux amers.

De même que nous avons recommandé d'éviter l'emploi des topiques hydrargyriques dans le pansement du chancre phagédénique, et celui des frictions d'onguent napolitain quand il existe un chancre de ce genre, nous proscrivons absolument dans ce cas l'hydrargyre administré à l'intérieur.

Les chancres indurés sont pansés fort convenablement avec du cérat opiacé.

Quant aux plaques muqueuses, on les lave deux fois par jour avec la solution suivante :

Chlorure d'oxyde de sodium.........	40 gram.
Eau distillée....................	600

puis on les essuie avec soin, et on les saupoudre de calomel, ainsi que la charpie destinée au pansement.

Les plaques muqueuses de la gorge sont avantageusement combattues par un gargarisme d'eau d'orge et de miel rosat. Si des gargarismes suffisamment répétés n'amènent pas d'amélioratiion, on touchera les plaques avec un pinceau trempé dans une solution chlorurée, ou même dans le nitrate acide de mercure.

Lorsque les lésions secondaires de la syphilis offrent une forme suppurative, ecthymateuse ou ulcéreuse, on doit les lotionner avec une solution iodée (4 grammes de teinture d'iode pour 100 grammes d'eau.) L'ulcère une fois lavé, on le recouvre de charpie imbibée de la même liqueur. Si ce pansement, qui sera renouvelé deux fois par jour, amenait trop d'irritation, on affaiblirait la solution par l'addition d'une certaine quantité d'eau.

Lorsque les ulcérations sont arrondies, on doit les panser avec des bandelettes de sparadrap de Vigo, disposées de manière à rapprocher leurs bords d'un côté à l'autre, ce qui en facilite la cicatrisation, et on donne à la cicatrice une forme plus ou moins linéaire.

On peut aussi laver ces plaies avec de l'eau froide plusieurs fois par jour, puis les saupoudrer avec :

Poudre de calomel...........	aa.
Poudre d'amidon.............	

C'est un excellent moyen.

CHAPITRE XII

DES ACCIDENTS TERTIAIRES DE LA SYPHILIS

Les lésions de la troisième période de la syphilis se montrent dans les tissus cellulaires, fibreux et osseux, très-rarement avant que six mois se soient écoulés à partir du moment de l'infection; ordinairement trois ou quatre mois après seulement. Elles peuvent aussi apparaître beaucoup plus tard, surtout quand on a suivi un traitement incomplet. Dans ce cas, on les voit attendre un, deux, trois, quatre, et jusqu'à trente ans, avant de se manifester au dehors ; le traitement employé les ayant maintenues tout ce temps-là à l'état latent jusqu'au jour où le remède perdant de son efficacité cesse de tenir le virus en respect. Il se passe ici quelque chose d'analogue à ce que présente la vaccine chez certains individus pour qui, au bout d'une dizaine d'années, elle perd sa puissance préservatrice. Quelquefois les accidents tertiaires surgissent en l'absence d'accidents secondaires actuels ou antérieurs. Ici, même explication que tout à l'heure, puisqu'on peut admettre que le traitement qu'a subi le malade lui a épargné les accidents secondaires, sans pouvoir le protéger assez longtemps pour lui épargner de même les manifestations morbides de la troisième période survenant dans un moment où on ne les attendait plus, et pourtant à leur époque ordinaire.

§ I

Forme des accidents tertiaires.

Règle générale. — Ils se montrent d'abord sous la forme de *tubercules gommeux* dans le tissu cellulaire sous-cutané, dans l'intérieur des muscles, puis dans les os. Ces tubercules sont toujours indolents et sans changement de couleur à la peau, si bien que le malade, qui ne s'en aperçoit que par hasard, s'imagine à tort que ces petites tumeurs lui sont survenues du jour au lendemain. Il est très rare qu'elles suppurent. Elles sont de texture fibreuse, atteignent quelquefois le volume d'une noix, et, participant de l'insensibilité relative des tissus fibreux denses, où on les rencontre le plus communément, ne sont douloureuses qu'au moment d'aboutir.

§ II

Diagnostic différentiel des tubercules gommeux, des tubercules scrofuleux et du cancer.

Après avoir recueilli avec grand soin les *signes commémoratifs*, on aura égard aux considérations suivantes :

Le sarcocèle cancéreux est lancinant; le tubercule gommeux syphilitique ne l'est pas.

Le tubercule scrofuleux est multiple; le tubercule gommeux syphilitique est isolé, sans bosselures; il n'a pas de tendance à suppurer; il attaque souvent les deux testicules à la fois, à la manière du tubercule scrofuleux, tandis que le cancer n'en affecte presque toujours qu'un seul.

Le cancer et le sarcocèle syphilitique naissent dans le corps même du testicule; le sarcocèle tuberculeux seul se développe à côté, dans l'épididyme. Dans le sarcocèle scrofuleux ou tuberculeux, à bosselures multiples, il se fait de la suppuration, et la guérison est très-difficile. Le sarcocèle cancéreux est incurable sans opération; le sarcocèle purement syphilitique est susceptible de guérison.

Ces trois espèces de tumeurs peuvent affecter tous les organes de l'économie, et le cerveau lui-même; mais les tubercules scrofuleux se trouvent le plus souvent dans les glandes, notamment dans les amygdales et les glandes sous-maxillaires. Le tubercule syphilitique s'observe plus particulièrement dans l'épaisseur de la langue, du voile du palais, des joues et des lèvres. Le cancer de la langue apparaît sous l'aspect d'un tubercule unique.

Les tubercules syphilitiques guérissent à peu près toujours; le cancer jamais; les tubercules scrofuleux quelquefois.

Les tubercules scrofuleux se rencontrent à tout âge. Ils sont presque constamment héréditaires, et siégent dans les ganglions lymphatiques et les extrémités des os. Les tubercules syphilitiques peuvent se rencontrer à tout âge, voire même dans le jeune âge quand ils sont héréditaires ; mais ceci est beaucoup plus rare que quand il s'agit des tubercules scrofuleux. Le tubercule syphilitique affecte de préférence le corps des os dans sa partie compacte.

Les fistules et ulcérations qui succèdent à l'ouverture des tubercules scrofuleux abcédés, sont d'un rose pâle; le pus qui s'en écoule ressemble à du petit lait, tirant un peu sur le blanc d'œuf mal lié. Les plaies ulcéreuses qui résultent de la fonte purulente des tubercules syphilitiques sont d'un rouge foncé; leur pus est homogène, bien lié; ils ont une tendance notable à la guérison. L'iodure de potassium, donné à l'intérieur, sert de pierre de touche pour reconnaître s'ils sont ou non syphilitiques : s'ils le sont, ils guériront très-promptement; s'ils sont scrofuleux, la guérison n'en aura pas lieu, ou elle se fera beaucoup attendre, et encore faudra-t-il, pour qu'elle s'opère, que les sujets soient syphilitiques en même temps que scrofuleux, soit que la syphilis leur ait été transmise par la voie de l'hérédité, soit qu'elle leur ait été communiquée par contagion. Ce serait, en effet, une singulière erreur, parce qu'on serait scrofuleux, de se croire pour cela à l'abri de la syphilis; et il n'y a aucun inconvénient à essayer ce traitement, puisqu'on le fait également subir aux scrofuleux, avec moins de succès, il est vrai.

Le tubercule, ou sarcocèle syphilitique, s'il est dû à l'infection par contagion, se montre de quatre à cinq mois, un an, deux ans, quatre ans au plus tard, après le moment où elle a eu lieu. S'il est héréditaire, il peut attendre beaucoup plus longtemps encore avant de se manifester. Sa grosseur ordinaire est celle d'une noisette; mais elle peut être quadruple. Lorsqu'il a atteint son volume le plus considérable, il s'indure et s'atrophie : il peut alors subir une des dégénérescences osseuse ou cartilagineuse. A cette époque, le testicule a perdu sa sensibilité, et, s'il redevient sensible, c'est d'un heureux augure, puisque cela annonce que la guérison s'opère.

L'hydrocèle syphilitique est la conséquence du tubercule syphilitique.

§ III

Traitement des accidents tertiaires.

Il consiste dans les tisanes amères déjà indiquées, dans l'usage de l'iodure de potassium à l'intérieur, à la dose de 0,60 centig. par jour, dose qu'on pourra augmenter tous les cinq jours de 0,15 centig., jusqu'à concurrence de 4 grammes et même davantage.

Plus l'époque à laquelle les malades viendront consulter sera voisine de celle de la contagion, plus le traitement antisyphilitique aura de chances d'efficacité. S'il existe à la fois des accidents secondaires et des accidents tertiaires, le traitement sera celui des accidents secondaires, c'est-à-dire essentiellement basé sur l'administration du proto-iodure d'hydrargyre. Mais il vient un moment où ce médicament perd de son utilité, et aggrave même l'état du malade ; c'est alors qu'il faut lui substituer l'iodure de potassium, presque héroïque dans ces circonstances.

Ce médicament détermine quelquefois des éruptions

du côté de la peau. On est alors contraint d'en suspendre l'emploi pendant une huitaine de jours; après quoi on recommence à le donner à une dose plus faible que celle à laquelle on a éprouvé cet inconvénient. Néanmoins on devra, une fois cet accident passé, augmenter de nouveau et graduellement la dose de l'iodure.

De même que pour les accidents secondaires, il sera bon de seconder l'action du remède par une bonne nourriture, l'usage des vins généreux, un air pur, la distraction, enfin par l'observation aussi complète que possible des règles salutaires d'une hygiène bien entendue.

CHAPITRE XIII

DE L'HÉRÉDITÉ DE LA VÉROLE

Est-il nécessaire, pour qu'un enfant naisse avec les accidents secondaires de la syphilis, que le père et la mère en soient affectés l'un et l'autre? Non. Il suffit qu'un seul des deux le soit, quel que soit du reste celui des deux. Il y a deux manières d'hériter de cette maladie. Dans la première, le père ou la mère, affectés, l'un ou l'autre, d'accidents primitifs ou constitutionnels, semble, au moment même de la génération, fournir un germe vicié par la syphilis. Dans la deuxième, la maladie atteint le fœtus dans le sein de sa mère, pendant la gestation. Une femme grosse peut, en effet, contracter la syphilis, et la communiquer à l'enfant qu'elle porte. Elle peut aussi s'infecter d'accidents primitifs quelques jours avant d'accoucher, de sorte que l'enfant, en venant au monde, s'inoculera la maladie. Quand les parents sont, au moment de l'acte de la génération, sous l'influence d'accidents primitifs ou d'accidents constitutionnels, et qu'ils ne sont pas en même temps sous celle d'un traitement antisyphilitique bien fait, les enfants, le plus souvent, ne viendront pas à terme, et l'avortement aura lieu du deuxième au quatrième mois. Si l'infection se fait vers le milieu de la grossesse, il y aura toute probabilité que l'enfant naîtra vivant, à moins que quelque autre cause ne s'y oppose; mais il viendra au monde infecté à un degré plus ou moins grave. Il y a des enfants, en très-petit nombre, qui ne s'infectent pas, de même que quelques adultes sont réfractaires à la syphilis; soit que cela tienne à une disposition particulière de l'enfant, soit qu'un des parents se trouvant seul malade, l'autre ait pris une plus large part à la constitution du germe, de sorte que les éléments sains de ce dernier finissent, vu leur vitalité supérieure, par dominer ses éléments viciés. Ce n'est ici, bien entendu, qu'une hypothèse, et nous la donnons comme telle.

De même que la mère peut infecter son enfant, de même l'enfant peut infecter sa mère. Supposons, en effet, qu'au moment de la procréation le père soit porteur de lésions secondaires ou tertiaires qui ne puissent plus infecter la mère par contagion directe, il engendrera néanmoins un enfant syphilitique; or, comme cet enfant est nourri dans le sein de sa mère, il y aura entre lui et sa mère, par le moyen de la circulation fœtale, un échange continuel d'éléments *infectieux* : la mère se trouvera donc infectée à son tour, à moins qu'elle ne soit réfractaire à la maladie qui nous occupe.

M. Ricord n'a pas vu, dans le cours de sa longue pratique, d'exemple qu'une nourrice affectée d'accidents secondaires ait donné la syphilis constitutionnelle à un nourrisson dont elle n'était pas la mère; cependant on ne doit pas s'y fier [1].

CHAPITRE XIV

ACCIDENTS SYPHILITIQUES DES NOUVEAU-NÉS

On dit que les enfants sont atteints de syphilis congéniale, quand ils viennent au monde avec cette affection qui, pourtant, n'est pas toujours apparente au moment même de la naissance, et ne se montre souvent qu'au bout de trois semaines, un mois, cinq semaines, quelquefois bien plus tard, dix, quinze, vingt ans après.

Si les parents atteints de syphilis se sont traités convenablement, que leur maladie ait été contractée fort longtemps auparavant, qu'ils jouissent d'une bonne santé et qu'aucun accident n'ait apparu depuis le traitement, ceux que pourront présenter leurs enfants seront tardifs. Si, au contraire, l'un des deux ou tous les deux ayant contracté récemment la vérole, le traitement avait été insuffisant; si, de plus, ils étaient d'une constitution débilitée et scrofuleuse, leurs enfants mourraient dans le sein même de la mère. S'ils naissaient vivants, ce qui est rare, ils seraient maigres, auraient un aspect chétif et rabougri, et porteraient des plaques muqueuses. S'ils ne sont pas dans cet état dès leur naissance, au bout de

1. Il est prouvé aujourd'hui qu'un enfant atteint d'accidents secondaires peut donner la vérole constitutionnelle à sa nourrice, comme la nourrice peut la donner à son nourrisson.

quinze jours à trois semaines ils maigrissent subitement, leur peau devient terreuse, d'une couleur jaune foncé ou jaune pain d'épice; ils ont de l'enchifrènement, qui est porté au point de les empêcher de teter par la gêne de respiration qu'il occasionne. Cette gêne ne tarde pas à aggraver leur état. Il s'écoule des narines un mucus jaunâtre, mal lié, quelquefois mêlé de sang. En même temps, des plaques muqueuses apparaissent aux parties génitales, à l'anus, aux jarrets, sous les aisselles, aux plis des bras, et partout où il y a des frottements, comme à la plante des pieds, à la paume des mains, etc... Puis ces enfants meurent parce qu'ils ne peuvent supporter aucun traitement. On trouve chez eux le foie profondément altéré.

Tous les accidents que nous venons d'énumérer ont lieu le plus souvent immédiatement après la naissance de ces pauvres enfants.

Les éruptions qui viennent s'y joindre du côté de la peau sont, le plus communément : les plaques muqueuses, le pemphigus, les roséoles, l'eczéma, etc.; quant aux accidents qui surviennent tardivement, ce sont les mêmes que chez les adultes.

§ I

Traitement.

Cette méthode indirecte de traitement, la plus douce d'ailleurs et la plus facile à supporter pour l'enfant, qui consiste à donner à sa nourrice seule des préparations hydrargyriques, a été récemment taxée d'insuffisance dans les cas graves et pressants, vu la petite quantité de médicament que reçoit ainsi le nourrisson.

D'un autre côté, l'administration de ces préparations par la bouche, comme chez les adultes, amenant fréquemment des accidents graves du côté des voies digestives, la méthode endermique est ici de beaucoup préférable.

1° On fera des frictions avec l'onguent napolitain (0,50 centigr. à 1 gram. dans les 24 heures), tantôt sous les aisselles, tantôt dans les aines, à droite et à gauche alternativement, sans craindre la salivation, à laquelle les enfants ne sont pas sujets.

On y joindra des bains de son ou d'amidon.

2° On donnera chaque semaine deux bains d'eau tiède, contenant de deux à quatre grammes de sublimé corrosif.

Les plaques muqueuses seront saupoudrées avec de la poudre de calomel et d'amidon, à parties égales. On pourra aussi les lotionner avec une solution iodée (0,50 centig. de teinture d'iode pour 100 gram. d'eau distillée). On augmentera peu à peu la quantité de teinture, s'il n'y a pas d'amélioration.

Dans les cas où l'enfant paraîtrait assez fort pour supporter l'administration intérieure de l'hydrargyre, on aurait à choisir entre les moyens suivants :

Mixture.

Sirop de gomme..................		100 gram.
Bi-chlorure de mercure......	aa..	0,02 cent.
Chlorhydrate d'ammoniaque....		
Extrait d'opium.............		

M. S. A.

Une cuillerée à café chaque jour.

Ou :

Le proto-iodure d'hydrargyre à la dose d'un demi-centigramme pour deux jours. On le donnera dans du sirop de fer ou de gentiane. Le sirop de fer est recommandé

6.

pour les enfants rachitiques, mêlé avec le sirop de gentiane ou de quinquina.

Ou enfin :

L'iodure de potassium lui-même, à la dose de 4 centigrammes dans du sirop de gentiane.

TRAITÉ

DES

MALADIES DE LA PEAU

ECZÉMA

L'eczéma, connu aussi sous le nom de dartre humide, est l'affection de la peau la plus fréquente. Cette maladie apparaît généralement sans fièvre; toutes les parties du corps peuvent en être atteintes, soit partiellement ou simultanément; elle se montre le plus ordinairement au printemps.

Nous allons la diviser en trois périodes.

Sa première période est une rougeur plus ou moins étendue, sur laquelle il ne tarde pas à paraître de petites vésicules remplies de sérosité transparente, d'une étendue très-variable et d'une durée très-courte, qui, groupées les unes à côté des autres, dépassent à peine le niveau de la peau.

Parfois, l'eczéma commence par de simples fentes de l'épiderme; d'autres fois, les vésicules sont tellement rapprochées les unes des autres, qu'elles se confondent ensemble et forment de larges bulles qui ressemblent à une maladie que l'on nomme pemphigus; cette période dure de douze à vingt-quatre heures jusqu'à trente-six heures.

Dans la seconde période, les vésicules se rompent; cependant l'on observe des cas où cet incident ne se manifeste pas; bref, lorsqu'elles se rompent, elles sécrètent une sérosité d'un jaune verdâtre qui agit sur le linge comme le ferait l'empois; cette sérosité forme des croûtes plus ou moins épaisses. C'est alors que l'inflammation est telle, que les parties malades deviennent ulcérées superficiellement; dans cet état, la sécrétion est très-abondante, mêlée de pus; le malade ressent des cuissons, de la chaleur, et une démangeaison excessivement intense qui le fatigue beaucoup et l'épuise, par suite de l'insomnie occasionnée par cette démangeaison. Lorsque cette période apparaît avec des vésico-pustules remplies de pus, les croûtes sont d'un jaune verdâtre; quelquefois elles sont minces et semblables à des squames. C'est au moment où ces croûtes sont formées d'épiderme et de sérosité concrétée qu'elles apparaissent sous forme de squames; au bout d'un certain temps elles tombent, par suite des bains ou des cataplasmes; à leur place on trouve la peau rouge et couverte de petites ulcérations dont la sécrétion est transparente et très-plastique, qui se transforme bientôt en nouvelles croûtes squameuses plus minces.

Troisième période. — L'inflammation cesse, la sécrétion et les croûtes disparaissent; la place reste colorée rouge ou brune et luisante. C'est dans cette période que l'eczéma peut prendre l'aspect de plusieurs autres variétés de maladies de la peau, tels que le lichen, le pityriasis, le psoriasis. A cette époque, la peau étant encore le siége d'un peu d'inflammation, l'épiderme se détache sous forme de petites écailles furfuracées qui ressemblent à du son; la maladie acquiert la forme du pityriasis; d'autres fois, la peau s'épaissit et forme des sillons longitudinaux, devient rugueuse; il survient des papules et des squames de grosseur plus ou moins déterminée. La maladie prend alors l'aspect du lichen. D'autres fois, enfin, les squames, d'un blanc argenté, s'épanouissent, s'imbriquent les uns sur les autres, adhèrent fortement à la peau, qui est ordinairement sèche : la maladie revêt la forme du psoriasis.

L'eczéma simplex peut se guérir en quinze jours, trois semaines, mais il est sujet à récidiver; aussi est-il parfois très-long à guérir : il peut durer des mois et même des années. Plus les malades sont âgés, plus l'eczéma a de tendance à passer à l'état chronique.

Il y a plusieurs sortes d'eczéma, par rapport à leur siége : l'eczéma de la tête, de la face, du cou, des seins, de l'ombilic, des organes génitaux, des pieds et des mains.

Nous ne décrirons pas l'*impetigo*, ne le regardant que comme une variété qui ne diffère en rien de l'eczéma à forme aiguë, si ce n'est par une plus grande intensité d'inflammation et l'apparition de pustules au lieu de vésicules. Il est évident que le traitement sera le même que pour l'eczéma. Cette variété n'atteint guère que les enfants en bas âge.

Causes prédisposantes.

On observe l'eczéma à tous les âges, plus particulièrement chez les jeunes sujets; c'est en récidive qu'il se montre le plus souvent chez les vieillards. Les tempéraments lymphatiques y sont le plus prédisposés. C'est au changement de saison que l'on l'observe le plus ordinairement, surtout au printemps et à l'automne.

Causes déterminantes.

Les causes déterminantes sont les grandes fatigues, les veilles, les chagrins, les chaleurs intenses et prolongées, les professions où les individus qui les exercent sont exposés aux changements brusques de température, comme les forgerons, les boulangers, les verriers, les fondeurs, les cuisiniers, etc. Enfin, les excès de tout genre, les liqueurs, le café, les viandes salées et faisandées, le linge sale et la poussière âcre, etc.

Traitement de l'eczéma à sa première période.

Règle générale. — Lorsque l'on a affaire à une maladie de la peau quelle qu'elle soit, et qu'il y a de l'inflammation, on commencera par prendre des bains émollients, à l'eau de son amidonnée; on lavera plusieurs fois par jour les parties affectées avec de l'eau de son ou de racine de guimauve; puis on saupoudrera tous les endroits malades avec de la poudre d'amidon. Ces bains seront pris tous les jours tant que durera l'inflammation, ainsi que le lavage et la poudre d'amidon.

L'inflammation diminuant d'intensité, on ne prendra plus les bains que tous les deux jours, et on y ajoutera 200 grammes de carbonate de soude; on peut aussi alterner ces bains avec des bains de vapeur, surtout si la maladie est au cuir chevelu ou à la face.

Il faudra boire de la tisane de chiendent, de la chicorée sauvage, et la sucrer avec du sirop de groseilles. On prendra un verre ou deux par jour de tisane purgative et dépurative : du séné avec un peu de sulfate de soude et de pensée sauvage.

Follicules de séné..................	5 gram.
Pensées sauvages....................	10
Sulfate de soude....................	10
Eau bouillante......................	4 verres.

En boire de un à deux verres par jour.

Il est bien entendu que si la maladie est au cuir chevelu, il faut faire couper les cheveux avant d'entreprendre le traitement, de manière que les cataplasmes et les lotions soient plus en contact direct avec la peau.

Il faut suivre ce traitement longtemps, un mois, deux mois, et quelquefois plus. Si la maladie reste stationnaire ou si elle s'aggrave, il faut en venir à des modificateurs généraux, tels que les préparations arsenicales, les préparations sulfureuses, l'huile de foie de morue, les sirops antiscorbutiques, les pommades au précipité, les préparations au goudron, les pommades au proto-iodure d'hydrargyre, de deuto-chlorure d'hydrargyre.

Dans les grandes démangeaisons, il est bon d'employer les pommades au cyanure de potassium, surtout pour les parties génitales; et, dans ce cas, il faut laver avec de l'eau blanche, de la solution d'alun ou de l'eau chlorurée; on peut encore graisser avec de l'huile camphrée ou de la pommade camphrée.

Il faut, en général, être très-circonspect pour arriver à ces moyens; nous conseillons d'avoir recours à la sagacité d'un médecin, qui seul peut juger de leur opportunité.

Enfin, à ces remèdes on peut joindre encore les eaux minérales sulfureuses, soit en bains, soit en douches, ou prises à l'intérieur, telles que les eaux d'Enghien, de Baréges; celles de Bagnères-de-Luchon, de Duriage, de Saint-Gervais; les bains de Saint-Sauveur, les bains sulfuro-alcalins, ou les eaux alcalines de Vichy, de Plombières, de Louesche, de Schisnach, etc.

LICHEN

Le lichen, ou dartre papuleuse, est une maladie qui s'annonce par de petites papules rouges, plus ou moins rapprochées les unes des autres, et par des démangeaisons et des cuissons assez vives. Ces papules ne renferment aucune sérosité; elles reposent sur une base enflammée, qui se termine naturellement par une desquamation furfuracée, ou, plus rarement, par des excoriations superficielles très-rebelles, qui se fendillent et sécrètent une sérosité donnant lieu à de petites croûtes grisâtres, qui acquièrent parfois la couleur noire déterminée par la sécrétion mêlée de sang desséché, produit, soit par l'écorchure que s'est faite le malade en se grattant, soit simplement par l'ouverture de la crevasse elle-même. Cette maladie donne des démangeaisons tellement intolérables, qu'elles causent l'insomnie aux malades, et, par ce chef, influe gravement sur leur économie et les fait maigrir.

L'étendue de cette maladie est variable; elle peut occuper toute la surface du corps.

On distingue plusieurs sortes de lichen : le lichen simple, le lichen circonscrit, le lichen agrius, le lichen tropicus, qui se montre dans les grandes chaleurs; le lichen sparsa et le lichen invétéré.

Ce dernier pourrait être pris à sa seconde période pour du psoriasis; il peut aussi être confondu avec l'eczéma, à cause des vésico-pustules qui surviennent comme dans cette maladie, et qui sont très-difficiles à guérir.

Le lichen est ordinairement une affection très-longue à guérir, et la peau conserve toujours, après sa disparition, une sécheresse et une rudesse caractéristiques.

Causes.

Comme pour l'eczéma, on observe le lichen à tous les âges, parmi les deux sexes, mais plus particulièrement chez les personnes maigres et d'un tempérament nerveux.

Traitement.

Il faut commencer par des émollients généraux, des boissons rafraîchissantes acidulées, les cataplasmes de fécule de pommes de terre et de riz. Un peu plus tard, lorsque l'inflammation sera passée, on prendra des bains alcalins et sulfureux, des bains de vapeur et d'hydrofer. L'on peut prendre aussi une boisson alcaline, 3 à 4 grammes de sous-carbonate de soude par jour dans une tisane de chiendent ou de chicorée sauvage; un verre de tisane purgative et dépurative indiquée pour l'eczéma. On donne aussi des préparations arsenicales dans certaines périodes, tout en continuant longtemps les bains alcalins prolongés; il faut en prendre même encore après la guérison. Lorsque la maladie reste stationnaire, on peut employer les pommades à l'oxyde de zinc et au camphre,

Cérat.	30 gram.
Oxyde de zinc.	3
Camphre.	2

quelquefois du précipité blanc et du tannin.

Cérat.	30 gram.
Précipté blanc.	1
Tannin.	1 ou 2 gr. et plus.

On a encore employé l'huile de cade au cyanure de potassium :

Huile de cade....................	30 gram.
Cyanure de potassium..............	0,10 cent.

Cette formule est préférable, comme étant moins irritante :

Cold-cream....................	30 gram.
Cyanure de potassium............	0,10 cent.

ou

Huile de cade..................	8 gram.
Huile camphrée..................	30

Autre formule :

Huile de cade..................	8 gram.
Précipité blanc..................	1
Glycérine......................	30
Amidon........................	q. s.

Ou encore l'huile de cade, l'huile de foie de morue, parties égales, et les pommades au goudron selon les cas.

Dans le lichen invétéré, on emploie les préparations arsenicales et la teinture de cantharide.

Enfin on conseille les eaux minérales alcalines, telles que les eaux de Plombières, les eaux sulfuro-alcalines de Saint-Gervais, de Bagnères-de-Luchon, de Saint-Sauveur, d'Uriage, de Loueschеs, etc.

Une nourriture excessivement douce est de rigueur. Ne jamais prendre de café, ni liqueur, ni vin. Si l'on veut éviter le retour de cette maladie, il faut un régime très-sévère.

PSORIASIS

(DARTRE SÈCHE)

Cette maladie débute par de petites plaques d'un rouge foncé légèrement élevées au-dessus du niveau de la peau et recouvertes de squames minces d'un blanc nacré qui s'imbriquent les unes sur les autres et adhèrent fortement à la peau. Ces plaques varient beaucoup dans leurs dimensions et leurs formes; on en observe depuis 3 à 4 millimètres jusqu'à 15, 20 et même 30 centimètres de diamètre. Quelquefois ces plaques se réunissent et occupent une grande partie du corps, et même il n'est pas rare de les voir garnir un membre tout entier. Les squames couvrent parfois toute la partie malade et cachent totalement la rougeur dont nous avons parlé plus haut.

Cette affection cause aussi des démangeaisons, cependant beaucoup moins intenses que dans l'eczéma, car on observe assez communément des cas de psoriasis sans prurit.

Le psoriasis se montre sur toutes les parties du corps. On l'observe surtout sur les genoux et les coudes; il peut occuper séparément certaines régions. C'est ainsi que l'on a admis plusieurs variétés de psoriasis suivant leur siége et leur forme, tel que le psoriasis guttala, le psoriasis circiné, le psoriasis gyrata, le psoriasis diffusa.

Causes.

Il attaque les deux sexes à tout âge, mais il se montre de préférence dans la jeunesse, chez les tempéraments sanguins; or, l'on sait que ce tempérament se rencontre principalement chez les hommes, il en résulte donc que c'est chez ces derniers qu'on l'observe le plus souvent. Il apparaît dans toutes les saisons, cependant on le voit plus particulièrement au printemps et à l'automne. Il est héréditaire.

Les causes occasionnelles sont les écarts de régime, les aliments trop salés, les liqueurs, le café, les veilles, les impressions vives; les abus de toutes sortes peuvent causer le développement de cette maladie.

Traitement.

On a recours aux bains alcalins, aux bains sulfureux et à ceux de vapeur et d'hydrofer.

On prescrit aussi les pommades soit au goudron ou au soufre.

Cold-cream................	30 gram.
Soufre sublimé.............	2, 3 ou 4 gram.

Autre :

Cold-cream	30 gram.
Proto-iodure d'hydrargyre.....	1 ou 2 gram.

Si l'on enduit une trop grande surface du corps, cette préparation peut produire de la salivation ; c'est à l'homme de l'art d'y remédier. Du reste, nous en avons obtenu de très-bons résultats. On conseille surtout d'employer les pommades balsamiques résineuses, l'huile de cade soit au quart, soit au tiers, et même pure, selon les susceptibilités de la peau, voire même l'huile d'amandes douces, la glycérine et les pommades au goudron.

Axonge......................	30 gram.
Goudron......................	6

Autre formule :

Axonge..........................	30 gram.
Goudron.........................	10

A l'intérieur il faut administrer des purgatifs, le sirop antiscorbutique, les tisanes dépuratives amères, telle, par exemple, la douce-amère mélangée à de la salsepareille et du séné, auxquels on ajoute encore de la chicorée et de la saponaire; le tout préparé d'après la formule suivante:

Deux litres d'eau	
Douce-amère......................	8 gram.
Salsepareille....................	8
Séné.............................	4
Sous-carbonate de soude..........	4
Chicorée sauvage, une poignée.	
Saponaire, une pincée.	

Faire bouillir les plantes un quart d'heure, faire fondre le sel; quand elles sont passées, mêler, et en boire deux ou trois verres par jour.

On peut ajouter à ces remèdes les préparations arsenicales, les préparations d'arséniate de fer et d'arséniate de soude, selon les cas et les tempéraments. Il faut toujours ne commencer qu'à de très-petites doses, 5 milligrammes par jour, et augmenter graduellement. La liqueur de Pearson produit aussi de très-bons résultats; on l'emploie à dix gouttes par jour, mêlées dans un verre d'eau sucrée; mais, nous ne saurions trop le recommander, il faut avoir recours à l'expérience d'un médecin, qui, seul, peut augmenter ou diminuer les doses selon les besoins.

Dans quelques cas, M. Hardy a donné le copahu sous forme d'opiat à la dose de 4 à 6 grammes par jour, et mêlé à une égale quantité de magnésie.

Enfin on emploie avec succès les eaux minérales que nous avons indiquées pour le lichen et l'eczéma. Il est très-important de suivre un régime doux.

PITYRIASIS

(OU DARTRE FARINEUSE)

Comme dans toutes les maladies dartreuses, on compte dans celle-ci plusieurs variétés dans les détails desquelles nous n'entrerons pas, vu les limites restreintes que nous nous sommes proposé d'observer.

Pityriasis alba. — Cette maladie peut apparaître sur toutes les parties du corps, mais particulièrement à la tête et au visage; elle se développe sous forme de plaques arrondies d'étendue peu considérable; la peau devient sèche et quelquefois rouge. Cette affection donne pour caractère de petites écailles grises furfuracées très-peu adhérentes à la peau. Les enfants en sont souvent atteints à l'époque de leur dentition, et il est à remarquer que la guérison est beaucoup plus facile que chez les sujets adultes.

Le pityriasis alba se rencontre chez les adultes et les femmes, principalement chez ces dernières surtout, à cause de leurs longs cheveux.

La forme inflammatoire se nomme pityriasis rubra; elle est beaucoup moins fréquente que le précédent, tous les symptômes en sont plus graves. Il n'est pas rare de rencontrer des troubles digestifs dans cette variété. La peau sur laquelle reposent les squames est d'une teinte rouge framboisée qui diffère essentiellement de la couleur du psoriasis. Les squames sont aussi plus larges que dans la première variété.

Cette forme peut occuper toutes les parties du corps et d'une manière spéciale, le cou et la tête. Cette maladie est très-grave, en ce sens qu'elle est très-difficile à guérir, et qu'elle peut se prolonger des mois et même des années.

D'autres fois elle passe à l'état chronique, c'est alors que la peau prend de l'épaississement comme dans le psoriasis.

Les causes prédisposantes sont les mêmes que celles que nous avons indiquées pour les maladies précédentes.

Traitement.

On lotionnera les parties affectées avec de l'eau de son que l'on rendra alcaline, un peu plus tard, en y ajoutant du carbonate de soude dans les proportions de 4 à 6 gram. de carbonate de soude pour 500 grammes d'eau de son; ou on lotionnera simplement avec de l'eau de savon. Si la maladie siége à la tête il est d'urgence de couper les cheveux, il en est de même lorsque la maladie a son siége à la face, il faut en couper la barbe avec des ciseaux et se bien garder de se servir du rasoir.

Nous conseillons les bains de vapeur, les bains sulfureux et les pommades sulfureuses dans les conditions suivantes :

Axonge........................	30 gram.
Soufre........................	1

Les pommades à l'acide nitrique, 30 grammes d'axonge pour 1 gramme d'acide nitrique; on emploie quelquefois des lotions avec l'acide nitrique très-étendu. Par exemple : une partie d'acide nitrique pour cent parties d'eau, on a encore recours aux lotions chlorurées d'après la formule suivante :

Chlore...........................	30 gram.
Eau distillée......................	250

On ordonne en même temps des tisanes amères, telles que de la chicorée sauvage dans laquelle on ajoute 3 à 4 grammes de séné avec 10 ou 12 grammes de sulfate de soude pour un litre et demi de tisane. On a aussi très-souvent de bons résultats en employant les eaux minérales sulfureuses de Baréges, de Bagnères-de-Luchon ou d'Aix en Savoie, etc.

LUPUS

(OU SCROFULIDES)

Sous cette dénomination on comprend plusieurs variétés de maladies qui conservent, toutefois, une entière analogie. Généralement cette affection débute par des taches d'un rouge foncé lie de vin, accompagnées de gonflements; il en résulte un épaississement notable de la peau, qui prend des proportions parfois considérables, lorsqu'il siége à la face. Il est à observer que dès que cette intensité disparaît à la suite d'un traitement approprié, on remarque une atrophie de tissu qui laisse une cicatrice indélébile là où siégeait le gonflement, sans que pour cela le malade ait eu dans le courant de cette affection aucune ulcération.

Quoique l'on ait eu l'occasion d'observer cette maladie

sur toutes les parties du corps c'est le plus souvent à la face qu'elle se montre avec une préférence toute particulière pour le nez, sans qu'on puisse déterminer la cause de cette préférence si fâcheuse. On observe même assez souvent la destruction totale du nez, ce qui donne à ces infortunés malades un aspect hideux.

Quelquefois la maladie s'annonce à son début par de petites taches saillantes, luisantes, d'un rouge foncé, il arrive que ces taches s'élargissent, que le milieu se cicatrise avec une forte dépression, puis l'on observe la formation d'un cercle à bord saillant qui tend à envahir les tissus sains, il se forme à sa surface des petites squames. Alors on range cette maladie dans la variété de la scrofule érythémateuse, sa couleur rouge violacée la fait parfaitement distinguer d'avec les autres formes de maladies : tels l'éczema, l'herpès et le psoriasis cerciné.

D'autres fois la maladie commence par une tuméfaction accompagnée de rougeurs ; bientôt après il survient des pustules plus ou moins volumineuses, qui mettent plusieurs jours à se rompre ; il en résulte nécessairement des croûtes d'une couleur jaunâtre foncée, qui, lorsqu'elles tombent, offrent à leur place des ulcérations plus ou moins profondes, d'une couleur terne, à la surface desquelles se forment de nouvelles croûtes qui ne cessent qu'à la guérison. La maladie rentre alors dans la variété des scrofulides pustuleuses.

D'autres fois enfin, arrive cette variété de scrofules qui exerce ces grands ravages que nous avons mentionnés plus haut. Il survient de petits tubercules arrondis d'un rouge foncé, groupés ensemble (il arrive néanmoins qu'on les observe séparés). Les tissus sous-jacents sur lesquels il reposent s'hypertrophient, il survient des squamations successives de ceux-ci ; c'est alors que l'on voit apparaître des taches blanches remplaçant les tubercules cicatrisés sans qu'il y ait eu pour cela aucune ulcération. Il est cependant des cas où ces tubercules s'ulcèrent, gagnent en largeur et se recouvrent de végétations d'un rouge vif, qui prennent quelquefois des proportions considérables ; d'autres fois ils gagnent en profondeur, détruisent les cartilages et dénudent les os, c'est ce qu'on appelle les scrofulides tuberculeuses ou dartres rongeantes.

Causes.

Cette maladie affecte principalement les enfants et les adultes, cependant nous l'avons observée assez souvent sur des sujets qui avaient passé quarante ans; les tempéraments lymphatiques et scrofuleux y sont prédisposés, on la voit très-souvent se lier à des tubercules pulmonaires. Les mauvaises nourritures et les habitations humides sont autant de causes qui peuvent prédisposer à cette maladie.

Traitement.

Il consiste d'abord dans des soins hygiéniques, une bonne nourriture; on emploie des boissons amères, des préparations ferrugineuses, des préparations iodurées, les iodures de fer en pilule ou en sirop, les préparations de gentiane, soit en tisane, en vin ou en sirop. L'huile de foie de morue, les bains sulfureux ; on peut encore employer les applications topiques, l'huile de cade, l'huile d'acajou, la teinture d'iode étendue d'eau préparée d'après cette formule :

Eau............................	30 gram.
Iodure de potassium................	6
Iode pur............	3

Les chlorures de zinc, la pâte de Vienne, les chlorures d'antimoine, l'iodure de soufre, le nitrate acide de mercure, la pommade de l'iodure de mercure formulée ainsi :

Axonge.	30 gram.
Bi-odure de mercure.	15

On peut augmenter la dose jusqu'à parties égales.

Avant d'employer ces moyens, il est bon de commencer par appliquer des topiques émollients ; les cataplasmes de fécule de pommes de terre ou l'eau de racine de guimauve en lotion pour hâter la chute des croûtes.

On prescrit encore l'eau de mer en bain et à l'intérieur. Les eaux minérales sulfureuses de Baréges, de Bagnères-de-Luchon. L'application de l'onguent Cannet sur les ulcères scrofuleux a produit de très-bons résultats.

ÉPHÉLIDES

Les éphélides sont des taches jaunes brunes, plus ou moins régulières, qui se montrent sur les parties du corps les plus à découvert, on les observe journellement chez les individus qui, par leurs travaux, sont obligés d'être constamment exposés au grand air et au soleil, mais on les remarque surtout chez les femmes enceintes, et ces taches constituent alors ce que l'on nomme vulgairement le masque ; elles persistent longtemps après l'accouchement, il arrive même qu'elles restent indéfiniment. Cependant celles qui résultent de la grossesse persistent beaucoup moins ; la cause de leur apparition cessant, elles ne tardent pas à disparaître.

Traitement.

On oppose à cette maladie différents traitements, les eaux sulfureuses d'Enghien, de Cauterets, de Bagnères-de-Luchon, administrées à l'intérieur, sont principalement recommandées. Il faut aussi les administrer en douche à l'extérieur, et prendre deux bains par semaines. Nous ordonnons une purgation de temps en temps avec une bouteille d'eau de Sedlitz ou de limonade purgative. On se sert encore avec succès de la méthode résorptive, qui consiste à employer en lotions deux ou trois fois par jour la solution suivante :

Eau distillée........................	150 gram.
Sulfate de zinc....	2
Extrait de saturne..................	2
Sublimé..........................	40 à 50 cent.
Alcool....	q. s.

Éviter les écarts de régime, ne boire ni vin pur, ni café, ni liqueurs.

VERRUES

Nous croyons inutile d'entrer dans les détails de cette difformité de la peau, tellement connue de tout le monde, que l'énoncé seul suffit pour que chacun puisse en apprécier et la forme et le caractère.

Traitement.

Il faut frotter les verrues, matin et soir, avec de la pariétaire verte pendant huit à dix jours, et il n'est pas de verrues que cela n'emporte. On a employé aussi les acides nitrique et sulfurique, mais il est inutile de dire qu'il faut prendre beaucoup de précautions.

ERYTHÈME

L'érythème est une maladie de la peau caractérisée par une rougeur légèrement rosée, dont la ligne de démarcation est mal circonscrite, diffuse, d'une étendue et d'une forme variables. Tantôt cette rougeur n'offre que très-peu de gonflement, tantôt, au contraire, elle donne une grande tuméfaction avec ou sans douleur et sensation de chaleur.

Parfois même on observe l'érythème précédé de phénomènes généraux, tels que de la fièvre, de la soif, de la céphalalgie et de la courbature.

Les points du corps où cette maladie siége de préférence, sont les mains, les bras, les jambes, la face, le cou, la poitrine et entre les cuisses, à l'endroit de leur frottement.

Lorsque l'érythème a parcouru toutes ses phases et que cette maladie tire à sa fin, il se forme une légère desquamation, qui ne se renouvelle pas comme dans les autres affections. Généralement cette maladie est peu grave.

Traitement.

Les moyens les plus rationnels à employer pour obtenir la guérison, sont le repos, les bains émollients, les boissons délayantes, la limonade, la tisane de fleur de mauve, et saupoudrer les parties malades avec de la poudre d'amidon.

URTICAIRE

L'urticaire est une inflammation exanthémateuse, caractérisée par des taches proéminentes, dures, analogues à celles que produit le contact de l'ortie, plus pâles ou plus rouges que la peau qui les entoure, rarement persistantes, se développant très-promptement et disparaissant de même, et produisant un prurit semblable à celui que causent les piqûres d'ortie; cette affection est souvent accompagnée d'un peu de fièvre. L'éruption dure ordinairement peu de temps, cependant on peut la voir prendre une forme chronique et durer plusieurs semaines, et même plusieurs mois.

Causes.

Les principales causes sont les écarts de régime; l'usage des viandes salées, les poissons de mer, tous les excitants. Les émotions vives peuvent aussi faire naître cette éruption.

Traitement.

L'urticaire n'exige ordinairement aucun traitement, on facilite sa disparition en employant les lotions vinaigrées et alcoolisées, on peut encore prendre des tisanes rafraîchissantes et suivre un régime doux, surtout lorsqu'il affecte la forme chronique.

ZONA

Le zona est caractérisé par une inflammation des vésicules de la peau qui entoure la poitrine et le tronc, sous la forme d'une demi-ceinture en écharpe, posée de manière à ne jamais passer la ligne médiane du corps. Ces vésicules, le plus souvent agglomérées, se dessèchent et forment de petites croûtes brunes qui se détachent du dixième au douzième jour. La maladie ne laisse d'autres traces que des taches d'un rouge foncé, en bandes obliques ou régulières, qui s'effacent peu à peu. Le zona s'accompagne souvent de douleurs très-vives.

Causes.

On l'observe surtout dans la jeunesse. Les impressions du froid, les émotions vives, et surtout les accès de colère, sont autant de causes prédisposantes.

Traitement.

Il faut s'abstenir d'employer les lotions émollientes, ou

les frictions, qui ne pourraient qu'aggraver le mal, il faut se contenter de préserver la peau de tout frottement en la saupoudrant d'amidon, après l'avoir préventivement enduite d'huile d'amandes douces. Cependant si pour un motif quelconque il arrivait que les vésicules fussent arrachées et qu'il se formât des ulcérations, il faudrait avoir recours aux cataplasmes émollients et aux bains généraux.

PEMPHIGUS

Le pemphigus se manifeste par un prurit promptement suivi de plaques rouges, sur lesquelles se forment des bulles d'une forme variable, jaunâtres, parfois même rougeâtres, accompagnées d'hypéristhésie et de coloration brune de la peau, qui se terminent au bout de plusieurs jours par leur rupture et l'écoulement du liquide qu'elles contiennent et par la dessiccation de leur base qui ne donne lieu qu'à des croûtes peu épaisses et à des exfoliations superficielles. En général les bulles se développent successivement ou bien simultanément, leur volume varie entre 4 et 5 centimètres de diamètre et plus.

On compte deux variétés : le pemphigus aigu et le pemphigus chronique. La durée de cette première forme est de deux à trois semaines, celle de la seconde peut se prolonger beaucoup plus longtemps. Cette maladie est grave, elle peut déterminer la mort.

Causes.

Le pemphigus affecte tous les âges, mais surtout les

adultes et les vieillards d'une constitution détériorée. Une nourriture malsaine et insuffisante, l'usage du fromage trop fermenté, les fatigues, les habitations peu aérées et humides, la diathèse rhumatismale peuvent faire naître le pemphigus [1].

Traitement.

Il faut prendre quelques boissons délayantes, les limonades, l'eau de fleur de mauve, la décoction blanche de Sydenham. Pour concourir à la guérison, on saupoudrera la partie malade avec de la poudre d'amidon. Dans les cas de débilité, on emploie les préparations de quinquina et du vin généreux.

ECTHYMA

L'ecthyma est une inflammation de la peau caractérisée par des pustules arrondies, larges et discrètes, reposant sur une base enflammée; ces pustules se rompent au bout de deux ou trois jours et donnent lieu à des croûtes brunes épaisses qui, lorsqu'elles tombent, offrent à leur place des cicatrices rouges, livides, qui persistent plus ou moins longtemps.

Ces pustules se développent presque constamment aux membres, aux fesses, aux épaules et à la poitrine.

1. Nous ne mentionnerons le rupia que comme une maladie qui a beaucoup d'analogie avec cette dernière. Il débute par des bulles plus ou moins volumineuses, aplaties, remplies d'un fluide séreux puriforme, noirâtre, et qui se transforme bientôt en croûtes épaisses.

Causes.

Les tempéraments lymphatiques, la jeunesse, la malpropreté des vêtements et du corps, tout ce qui peut produire une irritation de la peau, sont les causes les plus ordinaires de cette maladie.

Traitement.

Il suffit ordinairement de donner des bains locaux émollients pour faire disparaître l'ecthyma. Dans de certains cas, on peut appliquer des compresses imbibées d'un liquide émollient, et employer des tisanes rafraîchissantes d'orge et de chiendent miellées.

STROFULUS

Le strofulus est une inflammation cutanée caractérisée par de petites papules prurigineuses, blanches, proéminentes, parfois entourées d'une légère rougeur, et qui se montrent principalement sur la face, le cou et la poitrine; ces papules durent rarement plus de quatre à cinq jours.

Le strofulus est fréquent chez les enfants à la mamelle, surtout à l'époque de leur dentition et du sevrage ; il peut être aussi occasionné par une nourriture mal entendue.

Traitement.

Le traitement est simple ; il suffit de boire quelques

tisanes rafraîchissantes et de prendre quelques bains d'amidon. Pour calmer les démangeaisons, toujours assez vives, on frotte légèrement les papules avec de l'eau salée ou vinaigrée.

PRURIGO

Le prurigo se manifeste par des papules peu saillantes et à peu près de même couleur que la peau, produisant une démangeaison très-vive et quelquefois intolérable, qui s'augmente encore par la chaleur du lit; il arrive alors que les malades se grattent avec une sorte de rage et ne cessent de se déchirer. Les papules ne tardent pas à être enlevées avec les ongles, et le suintement sanguin qui en résulte forme des croûtes noires, lesquelles offrent la physionomie caractéristique de cette affection.

Le prurigo se développe le plus souvent dans le sens de l'extension des membres; il peut être local et n'occuper que les parties génitales de l'homme ou de la femme. Les souffrances sont alors tellement considérables, que l'on a vu des cas où les malades se suicidaient pour échapper à leur supplice.

Causes.

On le rencontre le plus ordinairement chez les enfants et les vieillards; il se développe surtout au printemps et dans l'été. On signale comme cause prédisposante la malpropreté, une mauvaise nourriture, les habitations humides, l'abus des liqueurs alcooliques et les époques critiques pour les femmes.

La guérison de cette maladie est en général facile; cependant, lorsqu'elle survient chez un individu débile qui en aurait été atteint plusieurs fois, elle est incurable ou du moins très-rebelle.

Traitement.

Le choix des remèdes varie selon l'acuité de la maladie, son siége, l'état de la peau et l'âge du malade. Si la peau est fine, il faut s'abstenir de toute application irritante; on prendra des bains tièdes légèrement sulfureux et des lotions d'eau froide. A l'intérieur, les boissons acides, alcalines ou délayantes. Si la maladie persiste, on a recours aux pommades alcalines, composées de sous-carbonate de potasse et de camphre. On continue les bains sulfureux et les lotions légèrement chlorurées; à l'intérieur, on prend des tisanes amères. Enfin, si le malade le peut, il devra prendre des bains de mer, ou des bains d'eaux minérales sulfureuses ou alcalines, qui, seules, ont suffi quelquefois pour obtenir une guérison complète.

ACNÉ

L'on désigne sous le nom d'acné une affection pustuleuse caractérisée par une éruption de petits boutons durs disséminés sur tout le corps et principalement à la partie supérieure du tronc et au visage. On a admis deux variétés que nous allons étudier à part : ce sont l'acné simplex, l'acné couperose.

L'acné simplex se présente sous la forme de boutons

très-petits, qui deviennent bientôt pustuleux. Après s'être développée pendant quatre à cinq jours, la suppuration arrive, et le pus s'échappe en très-petite quantité ; il ne reste plus qu'un point rouge un peu élevé, qui disparaît peu à peu sans avoir excité aucune démangeaison.

L'acné simplex se rencontre surtout chez les jeunes gens des deux sexes. On l'observe souvent au front, quelquefois sur toute la face, au tronc et dans le dos.

Acné couperose.

C'est une rougeur du nez ou des parties environnantes du visage. Quand cette rougeur a duré quelque temps, elle se complique de petites pustules, mais la suppuration ne s'établit pas d'une manière franche ; là où la suppuration se manifeste, la rougeur est plus vive ; quelquefois le nez est seul pris, et il acquiert, après un temps plus ou moins long, un volume prodigieux. Cependant cette augmentation n'a pas toujours lieu ; il y a seulement quelques déformations. Si on ne traite pas cette maladie, il arrive qu'elle gagne toute la face, et les pustules s'indurent ; cette induration s'étend à toute la partie rouge de la peau du visage ; elle devient inégale, rugueuse. Ces pustules forment des trous, qui restent indélébiles quand on les laisse croître.

Cette affection est souvent causée par une maladie de l'estomac ou des intestins, par l'abus du vin, des liqueurs, du café et par une trop bonne chère ; et, à l'âge de la puberté, par une trop grande richesse de sang.

Traitement (premiers soins).

L'éloignement de toutes les causes qui ont pu déterminer

cette maladie, telles que l'excès du boire et du manger, etc.; un régime doux, des viandes blanches et des légumes frais; s'abstenir de vin, des liqueurs, du café, d'occupation trop sédentaire, en un mot de tout ce qui nourrit trop le sang ou l'empêche de s'élaborer convenablement; se laver la figure avec de l'eau de son tiède ou une émulsion d'amandes amères cinq ou six fois par jour; alterner dans la journée avec du lait coupé d'eau d'Enghien, ou même de l'eau d'Enghien pure.

Boissons rafraîchissantes, telles que petit-lait coupé d'eau d'Enghien, un verre le matin, et dans la journée un verre de tisane de chicorée sauvage; quelques purgatifs légers; les eaux sulfureuses administrées soit en douches ou en bains. Si la maladie résistait à ces moyens, il faudrait employer les topiques, les sels hydrargyriques en lotions, d'après cette formule :

Eau distillée.......................	100 gram.
Bichlorure d'hydrargyre...........	0,60 cent.
Alcool...........................	q. s.

N'en mettre qu'une cuillerée à café dans un verre d'eau tiède.

On emploie aussi les pommades au proto-iodure d'hydrargyre dans les proportions de 0,15 à 0,50 de proto-iodure d'hydrargyre pour 30 grammes d'axonge.

Il faut augmenter la dose selon les cas.

On a encore celle-ci, ainsi formulée :

Chaux éteinte....................	2 gram.
Camphre..........................	1
Cérat............................	60

Nous recommandons les eaux minérales sulfureuses de

Baréges, de Bagnères-de-Luchon, et celles de Louesche, en Suisse.

MALADIES PARASITAIRES

PITYRIASIS VERSICOLOR

Cette affection détermine sur la peau la formation de taches brunes jaunâtres, de grandeurs diverses; elles sont constituées par le végétal *épidermophytique* et les cellules d'épithélium. Les parties affectées se desquament incessamment; quelquefois ces taches sont très-petites; d'autres fois, elles peuvent prendre la largeur de deux mains, et s'étendre sans interruption du cou à l'abdomen. Le pityriasis tend toujours à envahir les parties saines.

Traitement.

Le pityriasis versicolor cède ordinairement aux bains et aux pommades sulfureuses. Les lotions de sublimé et les douches de vapeur le dissipent également.

HERPÈS

Sous cette dénomination, on désigne trois affections cutanées : l'herpès cycosis, l'herpès circiné, et l'herpès tonsurant, ayant tous trois pour forme caractéristique la présence du champignon le trichophyton.

L'*herpès cycosis* affecte particulièrement le menton. L'éruption est discrète et confluente à son début ; la peau rougit et se tuméfie ; puis les pustules apparaissent à l'intersection des poils ; elles sont blanchâtres et légèrement jaunâtres, et elles se recouvrent de croûtes qui agglutinent les poils. L'inflammation se propage aux diverses couches de la peau ; quelquefois les bulbes des poils y participent aussi, et les poils se détachent avec une grande facilité, et tombent souvent spontanément ; il survient alors une grande altération des poils, qui deviennent jaunes cendrés, blanchâtres. Plus tard, les croûtes tombent, dénudent les ulcérations fongueuses, et donnent aux malades un aspect repoussant.

Herpès circiné. — Cette affection se présente toujours sous la forme de taches rouges isolées, accompagnées de vésicules extrêmement petites, disposées de manière à former des cercles dont le centre ne tarde pas à se guérir. Ce disque est parfois recouvert de vésicules transparentes ou purulentes, qui font saillie au-dessus du niveau de la peau ; leur étendue varie entre un centimètre et dix centimètres. L'herpès circiné siége le plus ordinairement à la face, au cou et à la poitrine : mais il peut avoir son siége partout ailleurs : il n'est pas rare de l'observer aux mains, par suite du contact immédiat.

Herpès tonsurant. — Il se présente sous forme de plaques arrondies, plus ou moins rouges, recouvertes de petites graines blanches, demi-transparentes, accompagnées de démangeaisons très-intenses. Les cheveux sont ternes, secs et brisés à quelques millimètres du niveau tégumentaire ; de là résulte la formation des tonsures, dont la surface paraît soulevée par la turgescence des follicules pileux, qui donnent à la peau un aspect rugueux.

Cette affection occupe le cuir chevelu d'une manière

presque exclusive. Elle s'observe chez les enfants et les adultes.

Traitement.

S'il y a inflammation, on emploie les cataplasmes émollients de fécule de pomme de terre. On a recours ensuite à l'épilation et aux lotions avec la solution de sublimé : 1 gramme de sublimé pour 500 grammes d'eau. Dans le cas où il serait impossible d'arracher le poil, il suffit d'employer la pommade suivante pour obtenir la guérison :

Axonge........................	30 gram.
Soufre........................	1
Camphre.......................	1

TEIGNE

La teigne faveuse débute ordinairement par un prurit plus ou moins intense au cuir chevelu et par une coloration rosée de la peau. Quelque temps après, on voit apparaître sur le cuir chevelu des points jaunâtres, qui donnent bientôt naissance à des croûtes épaisses, d'un jaune fauve, ayant la forme de tubercules plus ou moins larges, et offrant à leur centre une dépression en godet; il arrive que ces croûtes, en augmentant de volume, peuvent se réunir pour se détacher ensuite, et offrir des plaques jaunâtres qui occupent une grande surface. Souvent le cuir chevelu laisse suinter par des gerçures une humeur épaisse, purulente, qui répand une odeur comparée à celle de la souris. En vieillissant, les croûtes se dessèchent, offrent l'aspect du mortier desséché. On observe en même temps une quantité de poux considérable, qui pullulent sous les croûtes, et ajoutent encore aux vives démangeaisons que cause cette maladie.

La teigne se développe ordinairement au cuir chevelu ; elle peut toutefois se développer aussi partout où il y a des poils.

Cette affection se montre de préférence dans la première jeunesse et chez les tempéraments lymphatiques. La malpropreté prédispose à son développement.

Traitement.

Il faut appliquer sur la tête des cataplasmes émollients pour se débarrasser des croûtes faveuses ; l'on fait couper les cheveux ou les poils à 1 ou 2 centimètres de la peau pour procéder à l'épilation, et l'on fait suivre l'épilation de lotions au sublimé (une partie de sublimé pour 500 parties d'eau) ; on se sert encore de pommades ayant pour base le soufre.

Il est à remarquer qu'après l'épilation les poils repoussent plus fournis et plus beaux qu'auparavant, surtout si l'on a procédé à l'épilation avant la destruction du bulbe par la maladie.

PELADE

Cette variété présente des places de calvitie simple, d'une forme circulaire, sur lesquelles les cheveux ne tardent pas à disparaître. Le cuir chevelu est gonflé ; en même temps la peau est décolorée. On observe alors un duvet très-fin joint à une poussière très-fine, qui n'est autre que le champignon le trichophyton.

Cet affection peut occuper non-seulement le cuir chevelu, mais encore toutes les parties du corps recouvertes de poils. La pelade est une maladie contagieuse; son traitement est le même que celui que nous avons conseillé pour la teigne.

GALE

La gale est une maladie de la peau, qui est causée par la présence d'un animal microscopique connu sous le nom d'acare.

Elle est caractérisée par des sillons dans lesquels ces animaux vivent, et par une éruption de vésicules discrètes, transparentes, accompagnées d'un prurit très-intense, se manifestant le soir, ce qui oblige le malade à se déchirer.

Ces vésicules, grosses comme des têtes d'épingles, se montrent le plus ordinairement aux avant-bras, aux mains, entre les doigts, aux commissures interdigitales, à la partie antérieure de l'abdomen, et à la face interne des cuisses. Cette affection est très-souvent compliquée de maladies cutanées, telles que le praurigo, l'ecthyma, etc., suivant le tempérament diathésique des malades.

Traitement.

On guérit la gale en vingt-quatre heures; il est bon, par mesure de précaution, de continuer le traitement pendant deux ou trois jours.

Le premier jour. — Frotter tout le corps, depuis les pieds jusqu'à la tête, avec du savon noir.

(Frotter surtout les parties malades).

Après cette opération, on prend un bain pendant une demi-heure; puis on frictionne le corps avec la pommade d'Helmerich, dont voici la formule :

Axonge........................	400 gram.
Carbonate de potasse..............	50
Soufre sublimé..................	100
Eau..........................	q. s.

On frictionne jusqu'à écorcher les vésicules et les sillons; il faut conserver la pommade en contact jusqu'au lendemain.

Le deuxième jour. — Prendre un bain d'une demi-heure, puis se frictionner avec la pommade.

Le troisième jour. — Se frictionner d'abord, et laisser la pommade jusqu'au lendemain; enfin, on prendra un bain simple et légèrement alcalin pour se nettoyer, et l'on sera guéri.

Nous conseillons, en outre, de prendre encore quelques bains d'eau de son pour ôter l'inflammation que les frictions auraient pu déterminer.

Nous avons donné le traitement de chacune des maladies de la peau, comme on le fait dans tous les traités, c'est-à-dire d'une manière générale. Il est facile de comprendre que les remèdes peuvent varier à l'infini, selon les individus, leur sexe et leur âge; selon leur constitution, leur genre de vie, et les causes qui ont pu produire l'affection, l'état de leur estomac et celui des autres organes essentiels à la vie, et même suivant l'intensité de la maladie, si elle est compliquée ou de vieille date. Généralement toute maladie doit avoir un remède spécial pour chaque individu, si l'on veut arriver à une guérison.

Ce que nous venons de dire est si vrai, que nous allons le démontrer : deux malades sont atteints d'une même maladie ; par exemple, d'un eczéma (dartre humide) chronique ; on les soumet au même traitement, l'un va guérir, et l'autre ne guérira pas ; pourquoi cela ? Ils sont cependant bien atteints de la même affection. Est-ce la faute du traitement ? Non, c'est parce qu'ils n'étaient pas dans les mêmes conditions pathologiques : l'un pouvait être lymphatique et l'autre sanguin-nerveux ; l'un âgé et l'autre jeune ; l'un du sexe masculin, l'autre du sexe féminin. Nous n'en finirions pas si nous voulions énumérer toutes les causes qui peuvent les faire différer.

Il n'appartient donc qu'à la sagacité d'un praticien d'apprécier l'opportunité des remèdes ; pour cela, nous pensons qu'il est important de consulter un médecin, pour être certain d'un traitement bien approprié à la maladie

FIN

TABLE DES MATIÈRES

Pages.

TRAITÉ DES MALADIES DE LA PEAU.

FIN DE LA TABLE.

Paris. — Imp. Edouard Blot, rue Saint-Louis, 46

PARIS. — IMPRIMERIE ÉDOUARD BLOT, RUE SAINT-LOUIS, 46.

www.ingramcontent.com/pod-product-compliance
Ingram Content Group UK Ltd.
Pitfield, Milton Keynes, MK11 3LW, UK
UKHW021043230726
13926UKWH00004B/1635